肺癌早防早治

主　编
王鹤云　杨代华

副主编
董新明　周英杰

编著者
（以姓氏笔画为序）
马　翔　于金玲　王方圆
陈国彪　董林森　韩升祥
解亚荣　潘　飞

金盾出版社

本书针对肺癌，着重阐述了其高危人群、高危因素、发病模式和早期表现，并介绍了如何对肺癌早预防、早发现、早诊断、早治疗、早康复的医学知识。书中内容丰富、语言流畅、科学实用、可操作性强，可供医学院校学生、全科医生、基层医务人员阅读，也可供具有肺癌高危因素的人群、肺癌患者及其家属阅读参考。

图书在版编目(CIP)数据

肺癌早防早治/王鹤云,杨代华主编.—北京:金盾出版社,2018.12

ISBN 978-7-5186-1554-4

Ⅰ.①肺… Ⅱ.①王…②杨… Ⅲ.①肺癌—防治 Ⅳ.①R734.2

中国版本图书馆 CIP 数据核字(2018)第 249866 号

金盾出版社出版、总发行

北京太平路 5 号(地铁万寿路站往南)

邮政编码:100036 电话:68214039 83219215

传真:68276683 网址:www.jdcbs.cn

双峰印刷装订有限公司印刷、装订

各地新华书店经销

开本:850×1168 1/32 印张:7 字数:200 千字

2018 年 12 月第 1 版第 1 次印刷

印数:1～5 000 册 定价:23.00 元

前言

据调查资料显示，1996 年确诊的肺癌病例约 130 万，占全部新确诊癌症的 12.8％，2010 年确诊的肺癌病例已超过 200 万，在新确诊癌症中所占比例也有所增长。由此可见，全世界的肺癌发病率和死亡率正在迅速上升，这是多种因素共同导致的结果。

肺癌是北美和部分北欧国家死亡率最高的癌症，其他地区的肺癌发病率和死亡率也在迅速上升。在肺癌的发病原因之中，吸烟是最主要的原因，可以预料，即使在吸烟率已经开始下降的中国，肺癌仍然是主要癌症之一，因为在我国还有大量吸烟人群，也有新生的中青年吸烟者。除了吸烟之外，还有一些其他因素与肺癌的发病有关，想要远离肺癌，就要从这些方面共同入手。

全世界科学家一致认为，经常性的体力活动及维生素 C、维生素 E 和硒含量高的膳食可能降低肺癌的危险性，而总脂肪、饱和脂肪和胆固醇含量高的膳食和饮酒多可能增加肺癌的危险性。因此，预防肺癌最有效的方法是不用烟草，最有效的膳食是多吃蔬菜和水果。

本书除介绍了肺的解剖生理基础知识外，着重阐述肺癌的发病模式、高危人群、高危因素，并介绍了如何对肺癌早预防、早发现、早诊断、早治疗、早康复，力争在肺癌的防治上给公众一个比较清晰的思路和具有可操作性的指导措施，以降低肺癌的发病率和死亡率。

本书适合基层医务工作者及广大公众，尤其适合广大烟民及其他肺癌高危人群、肺癌患者及其家属阅读。

我们衷心希望本书能够给肺癌防治工作提供帮助，不妥之处敬请读者批评指正。

作　者

目 录

一、恶性肿瘤的预防

1. 恶性肿瘤的三级预防

世界卫生组织（WHO）顾问委员会于 1981 年提出，1/3 的恶性肿瘤是可以预防的，1/3 的恶性肿瘤如能早期诊断可以治愈，另 1/3 的恶性肿瘤可以减轻痛苦、延长生命。

世界卫生组织对全世界防治恶性肿瘤工作已提出了指导性原则，使全球的医务工作者更加重视预防恶性肿瘤工作。目前已开始更多地关注恶性肿瘤的预防，特别是其中的高危人群。

临床中一般将肿瘤的预防分为三级预防。

（1）一级预防：是指采取有效措施，减少和消除各种致癌因素对人体产生致癌作用，彻底治疗癌前病变，降低恶性肿瘤的发病率和死亡率。

（2）二级预防：利用恶性肿瘤筛查、健康查体和早期诊断的方法，及早发现恶性肿瘤，使患者得到早期诊断、早期治疗，这样可以取得良好的治疗效果，从而降低恶性肿瘤患者的死亡率。

（3）三级预防：是在治疗恶性肿瘤时，设法预防其复发和转移，防止并发症和后遗症，加强疗效，提高患者的生存质量。

在二级预防中，一级预防是重中之重，只有采取有效措施，减少和消除各种致癌因素对人产生的致癌作用，有效治疗癌前病变，才能降低恶性肿瘤的发病率和死亡率。至于二级和三级预防，说明恶性肿瘤已经在人体内生成和发展，此时再谈预防已失去最佳时机。

预防恶性肿瘤是一项系统工程，是一项全社会的艰巨任务。而对于每一个健康者来说，想要远离恶性肿瘤，需要做到“11 要”：①要戒除吸烟嗜好。②要少饮酒或不饮酒。③要改变不良生活习惯。④要进食低脂肪食品，限制动物性脂肪的摄入。⑤要保持良好的心理状态。⑥要在生活、工作中积极克服悲伤、焦虑、痛苦、急躁等负面情绪。⑦要尽最大努力增加生活和工作中的欢乐，少几分忧愁，多几分潇洒。⑧要学会公开表达自己的情绪，养成胸怀宽广豁达的品格。⑨要加强性卫生。⑩要积极治疗妇科疾病，特别是癌前病变。⑪要提倡自己哺乳，哺乳期以一年为宜。

恶性肿瘤的预防要掌握恶性肿瘤流行病学。这是因为，恶性肿瘤流行病学阐明了其流行情况、特征、流行规模、病因等。根据发病率决定重点预防恶性肿瘤，可达到事半功倍的效果。

流行病学中，最重要的是了解其病因，只有了解病因才能有针对性地进行预防。大多数恶性肿瘤的病因是环境因素与遗传因素互相作用所致，环境因素包括吸烟、饮食习惯、居住和工作环境污染物、所用药物，接受电离辐射，以及体内各种感染源等。恶性肿瘤的病因错综复杂且多变，

因此，恶性肿瘤预防也应从多方面入手。

恶性肿瘤预防的重点是高危人群，所谓高危人群是指恶性肿瘤发病率高的群体。不同的恶性肿瘤有着不同的高危人群，但以下几种人是普遍的恶性肿瘤高危人群：①常吃油炸食品者。②喜欢喝热汤、热饮者。③长期吸烟者。④长期喝酒者。⑤长期在致癌环境中工作者。⑥长期在化工厂防护条件差的工作者。⑦有癌变迹象者。⑧有遗传家族史及遗传倾向者。以上人群均为恶性肿瘤高危人群，必须定期查体，如能早发现、早治疗，可以加强治疗效果，有的甚至可以痊愈。

2. 国际防癌守则

(1) 以植物性食物为主，多样摄取：植物性食物富含维生素及植物激素，可有效防癌，但也含有亚硝酸盐等致癌物质，摄取种类多，可以降低致癌性。

(2) 保持适当体重：体质指数（BMI）保持在18.5～25。BMI是肥胖指数，即体重除以身高的平方。例如，体重72kg，身高173cm，那么肥胖指数是$72/1.73^2=24$。体重过重会使体内激素分泌发生变化，从而会导致大肠癌、乳腺癌、子宫癌等多种癌症。

(3) 适度运动：运动可保持体力，维持体内原有的抵抗力，最好每天快步走1小时，每周游泳或慢走1小时。

(4) 多吃蔬菜和水果：黄绿色的蔬菜和水果中含有大量维生素C、维生素A、维生素E及β胡萝卜素，对癌症的预防有一定效果。

（5）谷类、豆类、根菜类：每天至少摄取600～800g。

（6）最好不饮酒或限制饮酒：男性以每天20ml，女性10ml为限。

（7）限制肉类食品：牛、羊、猪的肉每天摄取80g以下，多吃鱼肉、鸡肉。

（8）控制动物脂肪摄取量：动物性脂肪摄取过多易导致肥胖，可适当摄取植物性脂肪。

（9）限制食盐摄入：成人每天摄取食盐6g以下，调味品以香料为主，食盐是胃癌的元凶之一，尽量少吃。

（10）多吃生鲜食物，少吃罐头类食品：长期保存的食品易滋生细菌。

（11）食品应冷冻、冷藏保存：但也不能将冰箱视为万能箱，食品不能放太久。

（12）避免加工或添加物：有些添加物含有基因突变物质，添加物在体内蓄积，会产生不良作用。

（13）不吃烧焦食品：烧焦食品会产生致癌物质。

（14）限制滋补品：少吃营养剂、滋补品。

（15）戒烟：吸烟者患喉癌的风险为不吸烟者的30倍以上，患肺癌的风险约为不吸烟者的4.5倍，开始吸烟年龄越低、烟龄越久的人，患癌症概率就越高。

3. 癌症预防与果蔬

有充分证据表明，含大量蔬菜和水果的膳食可预防口腔癌、咽喉癌、食管癌、肺癌、胃癌，尤其绿色蔬菜的保护作用最为明显。而生的蔬菜特别是绿色蔬菜、葱、胡萝

卜、番茄和柑橘类水果等，预防胃癌及结肠癌和直肠癌更为明显。这些膳食对喉癌、胰腺癌、乳腺癌和膀胱癌有保护作用，并有可能预防肝癌、卵巢癌、子宫内膜癌、宫颈癌、前列腺癌、甲状腺癌和肾癌。

许多蔬菜和水果都含有大量的纤维素、维生素、矿物质和多种生物活性物质。含有高纤维素的膳食可以预防胰腺癌、结肠癌、直肠癌和乳腺癌。含有较高天然类胡萝卜素的膳食可以预防肺癌、食管癌、结肠癌、直肠癌、胃癌、乳腺癌和宫颈癌。含有较高天然维生素 E 的膳食可预防胃癌、口腔癌、咽癌、食管癌、肺癌、胰腺癌和宫颈癌。

科学家提出的目标是使人群摄入的蔬菜和水果占总能量的 7%以上，即每人每日进食 400～800g 蔬菜和水果。

进食多种蔬菜和水果对预防癌症是非常重要的，因为癌症的生成是经常性和累积性改变的过程，而蔬菜和水果的保护作用可能会影响人体内短期和中期储存的多种成分，从而产生预防癌症的效果。

具有较强预防价值的是绿叶蔬菜和柑橘类水果，但也不能排除其他蔬菜和水果，应该地毯式进食多种蔬菜和水果（表 1）。

表 1　每日摄入蔬菜和水果量

蔬菜和水果	每日平均摄入范围	
	总能量（%）	克
所有蔬菜	5.6～9.1	320～520
绿叶蔬菜	2.8～4.2	160～240
其他蔬菜	2.8～4.9	160～280

续表

蔬菜和水果	每日平均摄入范围	
	总能量（%）	克
所有水果	1.4～4.9	80～120
柑橘类	0.7～2.1	40～120
其他水果	0.7～2.8	40～160
所有果蔬	7.0～14.0	400～800

4. 癌症预防与肥胖

国际癌症研究机构认为，肥胖与多种癌症的发生有关，见表2。

表2 肥胖与不同癌症的关系

癌症类别	发病率		死亡率	
	证据力度	结论	证据力度	结论
乳腺癌风险	观点一致 研究独立可靠	增加绝经后的乳腺癌发病风险	中度	增加复发率 降低生存率
子宫内膜癌	观点一致 研究独立可靠	终身发病风险增加	不一致	有待建立
结肠直肠癌	观点一致 研究独立可靠	女性风险增加	不一致	降低生存率
肾癌	观点一致 研究独立可靠	发病率增加	不一致	待研究
食管癌	观点一致 研究独立可靠	发病率增加	中度	生存率下降

人群的平均体质指数在整个成年阶段应保持在21～23，对每个个体而言，体质指数（BMI）应为18.5～25。

科学家认为，能量密集的膳食会导致体质指数升高或增加肥胖的危险性。发达国家的人群由于活动量减少而肥胖危险性增加更加明显，我国的中青年人肥胖的危险性也在逐渐增加。肥胖会增加子宫内膜癌的危险性，可能增加绝经后女性乳腺癌及肾癌的危险性，也可能增加结肠直肠癌的危险性。

鉴于肥胖会改变健康状况，所以建议将增加体育运动和保持健康体重作为癌症预防和预后干预的举措。有充分的证据证明，经常性的体力活动可以预防结肠癌、乳腺癌、肺癌、子宫内膜癌及前列腺癌。

因此，如果与职业有关的体力活动较少，应每日进行约1小时的快步行走或类似的活动，以及每周至少进行1小时较剧烈的体育锻炼。

5. 癌症预防与运动

越来越多的证据表明，体育锻炼能够降低女性患乳腺癌的风险，特别是在童年晚期和成年早期进行体育锻炼的女性，造成该影响的原因可能与减少体重有关。

最佳的体育锻炼在乳腺癌和结肠癌一级、二级预防中的作用是显著的，“护士健康研究”和“妇女健康饮食生活研究”都表明，体育运动可降低既往罹患乳腺癌和结肠癌者50%的相关危险度。

体育运动在癌症预防中带来的收益呈强度依赖性，并且在各期别的癌症中均有体现，其中类固醇敏感类型癌症患者获益更明显。

6. 癌症预防与吸烟

吸烟是当今社会的一大公害，有百害而无一利。全球每年死于吸烟的人数为300万，平均每分钟有6人死于吸烟，预计到2020年，每年死于吸烟的将高达1 000万人。

我国人口众多，“烟民”数量大，香烟消耗占全球的1/3。香烟的烟雾中含有3，4-苯并芘，具有很强的致癌作用，长期吸入易患肺癌、口腔癌、咽癌、喉癌和食管癌，同时也是引起心血管疾病的主要原因之一。

吸烟者配偶因被动吸烟可增加10%～20%的发病风险。与工作场所被动吸烟增加的发病风险相似，因父母吸烟导致的儿童期癌症发病风险也会增加。根据美国癌症协会的资料称，从停止吸最后一支烟后的20分钟起，身体便开始发生有益的变化：

（1）20分钟：血压降至正常，脉搏恢复正常，手脚温度恢复正常。

（2）8小时：血中一氧化碳（CO）浓度降至正常，氧（O_2）浓度升至正常。

（3）24小时：心脏病发生的危险性开始下降。

（4）48小时：神经末梢开始再生，嗅觉、味觉能力增强。

（5）2周至3个月：循环改善，行走能力增强，肺功能增加30%。

（6）1～9 个月：咳嗽、气短等症状减轻，感染减少。

（7）5 年：肺癌死亡率下降近 50％。

（8）5～15 年：发生口腔癌、喉癌及食管癌的风险降至吸烟者的 50％。

7. 癌症预防与饮酒

有充分证据表明，饮酒可增加口腔、咽、喉、食管及原发性肝病的危险性，而原发性肝癌是与酒精所致的酒精性肝硬化有关。如果饮酒又有吸烟的嗜好，则致癌的危险性显著增加。饮酒者也可能增加患结肠、直肠癌及乳腺癌的危险性。

任何含酒精的饮料都有可能增加患癌症的危险性，酒精已被国际癌症中心评价为第一类对人的致癌物质。

二、肺脏的解剖生理知识

1. 肺脏的解剖位置

肺脏位于胸腔内，在膈肌之上、纵隔的两侧。

肺脏的表面被覆着脏胸膜，透过胸膜可见到许多呈多角形的小区，称为肺小叶，若小叶发生炎症则称为小叶性肺炎。

正常成年人的肺脏呈浅红色，质地柔软而呈海绵状，富有弹性。

成年人的肺脏重量约等于自己体重的1/50，男性平均为1 000～1 300g，女性平均为800～1 000g。

健康男性成人两肺的空气容量为5 000～6 500ml，而女性的空气容量则小于男性。

2. 肺脏的形态

人的两肺形态不同，右肺宽而短，左肺狭而长。

肺脏的位置随呼吸运动有显著变化（图1）。

肺的外表呈圆锥形：有一尖、一底、三个面、三个缘。

（1）肺尖：呈钝圆，经胸廓上口伸入颈根部。在锁骨内侧1/3段向上突到锁骨上方达2.5cm处。

（2）肺底：位于膈肌顶部上方，膈肌向上压迫使肺底

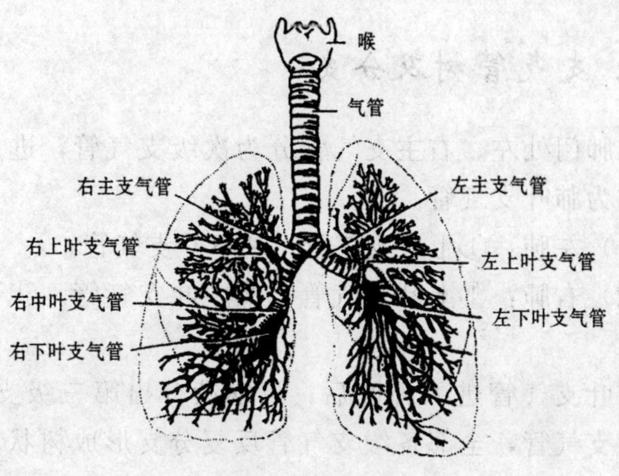

图1 肺的形态

呈半月形凹陷。

（3）三个面：①肋面。即与胸廓的外侧壁和前壁、后壁相邻。②纵隔面。中央有椭圆形凹陷，称为肺门。肺门内有支气管、血管、神经、淋巴管的出入，并被结缔组织所包裹，称为肺根。肺根内结构排列自前向后依次为上肺静脉、肺动脉、主支气管。左肺根的结构自上而下依次为肺动脉、左主支气管、下肺静脉。右肺根的结构自上而下依次为上叶支气管、肺动脉、肺静脉。③膈面。即肺底。

（4）三个缘：①肺前缘。肺前缘锐利，左肺前缘下部有心切迹。②肺后缘。肺后缘在脊柱两侧的肺沟中，是肋面与纵隔面在后方的移行处。③肺下缘。肺下缘位于膈肌上，是肺三个面的移行部。左肺斜裂由后上斜向前下，将左肺分为上、下两叶，右肺斜裂和水平裂，将右肺分为上、中、下三叶。

3. 支气管树及分支

在肺门处左、右主支气管分为次级支气管，进入肺叶内，称为肺叶支气管。

（1）左肺：①上叶支气管。②下叶支气管。

（2）右肺：①上叶支气管。②中叶支气管。③下叶支气管。

肺叶支气管进入肺叶后，再继续分出第三级支气管，称肺段支气管，全部各级支气管反复分支形成树状，称为支气管树（图 2）。

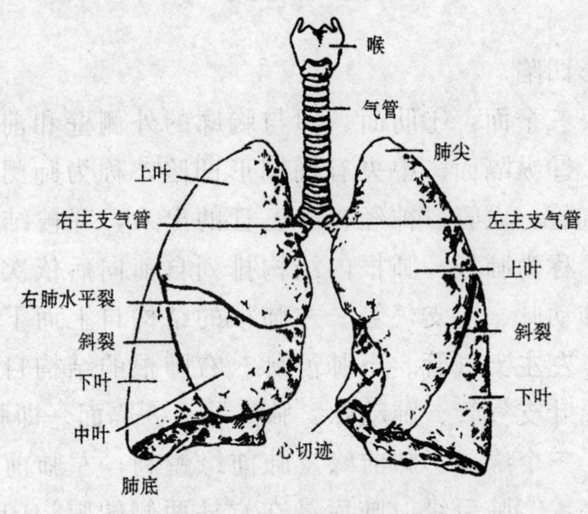

图 2　支气管树整体观

4. 支气管及肺段的血液供应特点

肺动脉是功能性血管，在肺内的分支多与支气管的分支伴行，一直到分支进入肺泡隔，包绕肺泡壁形成肺泡毛细血管网。

左、右侧支气管动脉是一种营养性血管，通常有1～4支。左侧主要起自胸主动脉和主动脉弓。右侧主要起自第3～5肋间后动脉。在肺门处支气管动脉互相吻合，广泛交通而成网状。

进入肺内后，紧密伴随支气管走行，经肺段门进入肺段内，形成1～3支肺段支气管动脉，最终在支气管壁的外膜和黏膜下层分别形成供应支气管的毛细血管网。

5. 肺的淋巴引流特点

肺的浅层淋巴管位于胸膜脏层深面，深层淋巴管位于肺小叶间的结缔组织内、肺血管和支气管的周围，注入肺淋巴结和支气管淋巴结。

肺的浅、深层淋巴管之间存在着交通。通过淋巴管，肺的淋巴依次由肺淋巴结、支气管肺淋巴结、气管支气管淋巴结和气管旁淋巴结引流。

肺下叶下部的淋巴注入肺韧带处的淋巴结，它的输出淋巴管注入胸导管或腰淋巴结。

左肺上叶下部和下叶的部分淋巴，注入右气管支气管上淋巴结和右气管旁淋巴结。

6. 肺在胸壁上的投影

两肺下缘的投影相同（图 3）

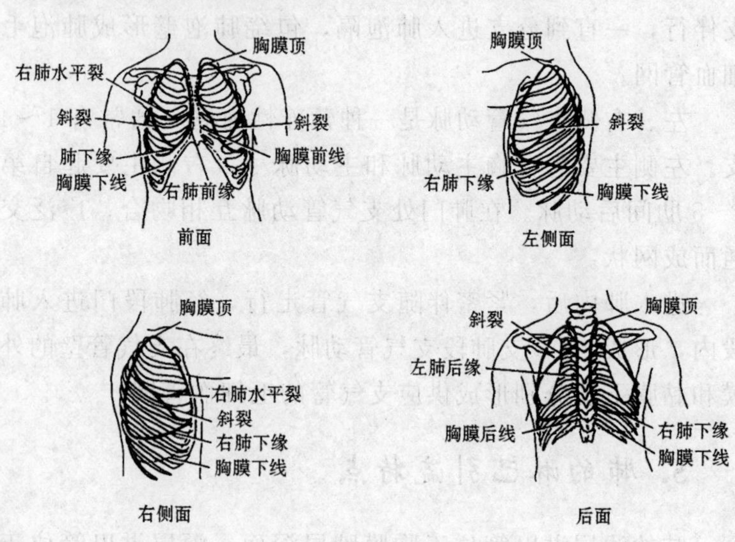

图 3 胸膜及肺的体表投影

（1）于锁骨中线处与第 6 肋相交。

（2）于腋中线处与第 8 肋相交。

（3）于肩胛线处与第 10 肋相交。

（4）向内至第 11 胸椎棘突外侧 2cm 左右，向上与后缘相移行。

在临床上通常用两肺的上、中、下各部进行标记。

7. 气管的微细结构

（1）气管：气管管壁由内向外依次分为黏膜、黏膜下层和外膜三层（图 4）。

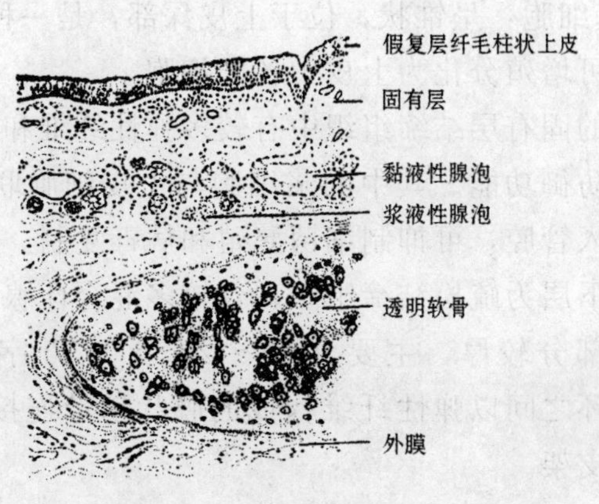

图 4　气管的微细结构

黏膜层由上皮和固有层组成。上皮为假复层纤毛柱状，由纤毛细胞、杯状细胞、刷细胞、基细胞和小颗粒细胞等组成。

1）纤毛细胞：最多，呈柱状，游离面有密集的纤毛，纤毛向咽部快速摆动，将黏液及附着于纤毛上的尘埃、细菌等推向咽部被咳出，并净化吸入的空气。

2）杯状细胞：较多，杯状细胞分泌的黏蛋白与混合腺的分泌物在上皮表面构成黏液性屏障，具有黏附空气中的异常颗粒、溶解吸入的二氧化硫等有毒气体的作用。

3）刷细胞：呈柱状，游离面有排列整齐的微绒毛，形如刷状，刷细胞可能有感受刺激的作用。

4）小颗粒细胞：数量少，呈锥形，单个或成团分布在上皮深部，是一种内分泌细胞，具有调节呼吸道平滑肌的收缩和腺体的分泌的作用。

5）基细胞：呈锥状，位于上皮深部，是一种多功能的干细胞，可增殖分化为上皮中各类细胞。

黏膜的固有层结缔组织中有较多弹性纤维和淋巴组织，具有免疫防御功能。其中的浆细胞与上皮细胞联合分泌免疫蛋白释入管腔，可抑制细菌繁殖和病毒复制。

黏膜下层为疏松结缔组织，含较多混合性腺。

外膜部分较厚，主要含16～20个“C”字形透明软骨。软骨环之间以弹性纤维构成的膜状韧带连接，共同构成管壁的支架。

软骨环的缺口处为气管后壁，内有弹性纤维组成的韧带和平滑肌束。当咳嗽反射时平滑肌收缩，使气管腔缩小有助于清除痰液。

（2）主支气管：主支气管壁的结构与气管相似，随着管腔变小，管壁变薄，三层分界不明显，而平滑肌纤维则逐渐增多，呈螺旋形排列。

8. 肺脏的微细结构

肺脏组织分为实质和间质两部分。

其中间质部分的组成为：①结缔组织。②血管。③淋巴管。④神经。实质部分即肺内支气管的各级分支，以及终末的大量肺泡。从主支气管（第1级）至肺泡大约有24

级分支，顺序分支如下：①主支气管（第1级）。②叶支气管（第2级）。③段支气管（第3～4级）。④小支气管（第5～10级）。⑤细支气管（第11～13级）。⑥终末细支气管（第14～16级）。⑦呼吸性细支气管（第17～19级）。⑧肺泡管（第20～22级）。⑨肺泡囊（第23级）。⑩肺泡（第24级）。

因主支气管的反复分支呈树枝状，故称支气管树。

从叶支气管到终末细支气管是肺的导气部分，从呼吸性细支气管以下分段均出现肺泡，是肺的呼吸部分。

每一个细支气管连同它的分支和肺泡，组成一个肺小叶，每叶肺有 50～80 个肺小叶，肺小叶是肺的结构单位（图5）。

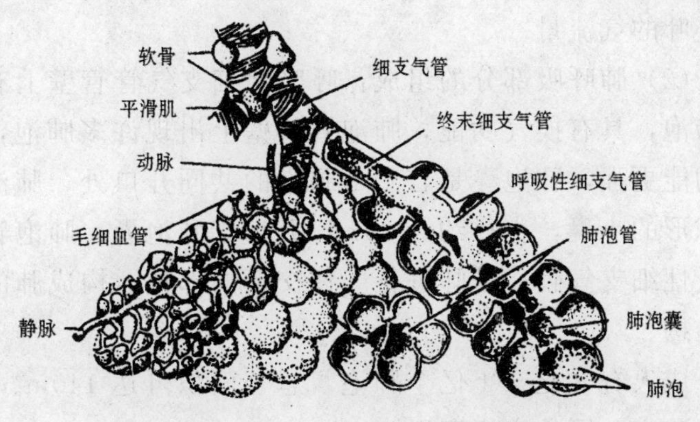

图5 肺小叶模式图

（1）肺导气部分的组成

1）叶支气管至小支气管：管壁结构与主支气管相似，

但随管径变小，管壁变薄，三层分界不明显。上皮仍为假复层纤毛上皮，但逐渐变薄；而杯状细胞、腺体和软骨片均逐渐减少。平滑肌纤维相对增多，呈现为不成层的环形平滑肌束。

2）细支气管和终末细支气管：细支气管的内径约1mm，上皮由假复层纤毛柱状渐渐变为单层纤毛柱状，而杯状细胞、腺体和软骨片逐渐减少或消失。其环形平滑肌更为明显，黏膜常形成皱襞。

终末细支气管的内径约0.5mm，上皮为单层柱状，杯状细胞、腺体和软骨片全部消失。其有完整的环形平滑肌，黏膜皱襞也十分明显。细支气管和终末细支气管壁中的环形平滑肌可在自主神经的支配下收缩或舒张，以调节进入肺小叶的气流量。

（2）肺呼吸部分的组成：呼吸性细支气管管壁上有少量肺泡，具有换气功能，肺泡管管壁上出现许多肺泡，换气功能更强，肺泡囊是若干个肺泡的共同开口处，肺泡为半球形的小囊，直径约200μm，开口于肺泡囊、肺泡管或呼吸性细支气管，是肺进行气体交换的部位，构成肺的主要结构。

成人有3亿～4亿个肺泡，总表面积可达140m^2，相当于三室一厅的房间面积。

1）肺泡上皮：由Ⅰ型肺泡细胞和Ⅱ型肺泡细胞组成(图6，图7)。

①Ⅰ型肺泡细胞。Ⅰ型肺泡细胞覆盖了肺泡约95%的面积，是进行气体交换的部位。

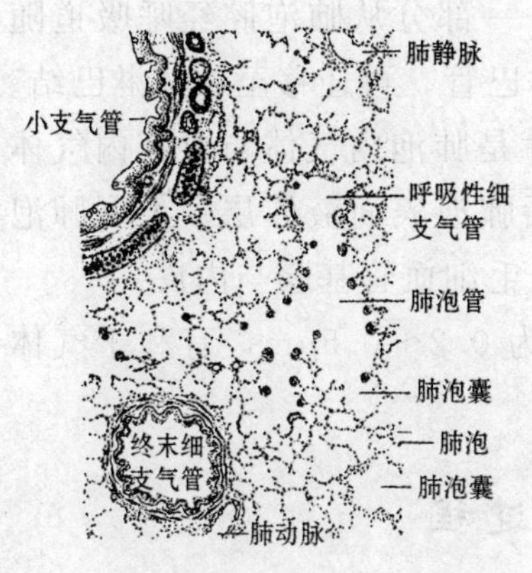

图 6　肺泡细胞

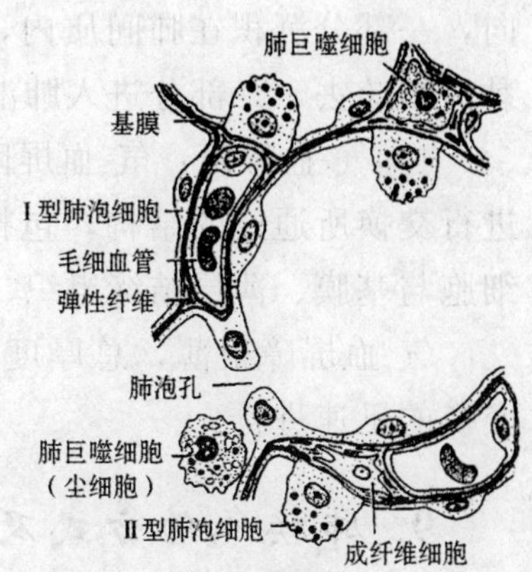

图 7　肺泡及肺泡孔模式图

②Ⅱ型肺泡细胞。Ⅱ型肺泡细胞覆盖了肺泡约 5% 的面积。在肺泡上皮表面铺成一层薄膜，称表面活性物质，有降低肺表面张力，稳定肺泡大小的重要作用。

2）肺泡隔：是相邻肺泡之间的薄层结缔组织构成肺泡隔，内有密集的毛细血管和丰富的弹性纤维，其弹性起回缩肺泡的作用。

老年人的弹性纤维发生退化，吸烟者可提前或加速退化过程。肺泡弹性降低后，回缩较差，影响呼吸功能；久之，肺泡扩大形成肺气肿。

3）肺巨噬细胞：广泛存在于肺间质，而在肺泡隔中最多，有的巨噬细胞可游走进入肺泡腔内。

肺巨噬细胞具有活跃的吞噬功能，能清除进入肺泡和肺间质的尘粒、细菌等异物，发挥重要的免疫防御功能。

吞噬了较多异物的肺巨噬细胞称为尘细胞，有三种去间，一部分沉积在肺间质内，一部分从肺泡腔经呼吸道随黏液被咳去，一部分进入肺淋巴管，再迁移至肺门淋巴结。

4）气-血屏障：气-血屏障是肺泡内气体与血液内气体进行交换所通过的结构，包括肺泡表面液体层、Ⅰ型肺泡细胞与基膜、薄层结缔组织、毛细血管基膜与内皮。

气-血屏障很薄，总厚度为0.2～0.5μm，有利于气体交换的迅速进行。

9. 肺换气的方式及过程

机体与外界环境之间的气体交换过程，称为呼吸。机体从大气摄取新陈代谢所需的氧（O_2），排出机体产生的二氧化碳（CO_2），因此呼吸是维持机体新陈代谢和多种功能活动所必需的基本生理过程之一，一旦呼吸停止，生命也将终结。

现将外呼吸或肺呼吸（包括肺通气、肺换气及气体在血液中的运输）做一简要介绍。

（1）肺通气：肺通气是指肺与外界环境之间的气体交换过程，完成肺通气的器官包括呼吸道、肺泡和胸廓等。

呼吸道是沟通肺泡与外界环境的气体通道，还具有加温、加湿、过滤、清洁吸入气体的作用。

肺泡是肺泡气体与血液气体进行交换的场所；胸廓的节律性呼吸运动是实现肺通气的动力。

（2）呼吸形式：根据参与活动的呼吸肌的主次、多少和用力程度可将呼吸运动分成不同的形式。

1）腹式呼吸：以膈肌收缩、舒张而引起的腹腔内器官

位移及腹部的起伏，这种以膈肌舒缩为主的呼吸运动称为腹式呼吸。

2）胸式呼吸：以肋间外肌收缩、舒张时，主要表现为胸部起伏的呼吸运动称为胸式呼吸。一般情况下，正常者多呈腹式和胸式混合式呼吸。

3）平静呼吸：安静状态下的呼吸运动称为平静呼吸，其特点是呼吸平稳均匀，每分钟呼吸频率为12～18次。

4）用力呼吸：当机体活动时，或吸入空气中的CO_2含量增加或O_2含量减少时，呼吸将加深、加快，这种呼吸运动称为用力呼吸。

5）呼吸困难：在空气中缺少O_2或CO_2增多时，呼吸加深，并出现鼻翼翕动，主观上有不舒服的紧迫感时，称为呼吸困难。

（3）肺内压：肺内压是指肺泡内的压力。

在呼吸暂停、声带开放、呼吸道畅通时，肺内压与大气压相等。

在吸气之初，肺容积增大，肺内压下降，低于大气压时，空气在这种压差推动下进入肺泡，随着肺内气体逐渐增加，肺内压也逐渐升高，至吸气末，肺内压已升高到与大气压相等，气流即停止。

在呼气之初，肺容积减小，肺内压升高并超过大气压，肺内气体便流出肺泡，使肺内气体逐渐减少，肺内压逐渐下降，至呼气末，肺内压又降到与大气压相等。

10. 肺表面活性物质的生理意义

肺表面活性物质是由Ⅱ型肺泡细胞合成并释放。这种物质分子的一端是非极性疏水的脂肪酸，不溶于水；另一端是极性的，易溶于水。因此，肺表面活性物质垂直排列于肺泡液-气界面。

极性端插入水中，非极性端伸入肺泡气中。在正常情况下，肺表面活性物质不断更新，以保持其正常的功能。

肺表面活性物质的作用是降低肺泡液-气界面的表面张力。而降低肺泡表面张力的生理意义如下。

（1）有助于维持肺泡的稳定性。因为肺表面活性物质的密度随肺泡半径的变小而增大，也随肺泡半径的增大而减小，因此，在小肺泡或呼气时，肺表面活性物质的密度大，降低表面张力的作用强，肺泡表面张力小，可以防止肺泡塌陷。

在大肺泡吸气时，肺表面活性物质的密度减小，肺泡表面张力有所增加，可以防止肺泡过度膨胀，这样就可以保持肺泡的稳定性。

（2）减少肺间质和肺泡内的组织液的生成，可以防止发生肺水肿。

（3）降低吸气阻力，减少吸气做功。

成年人患肺炎、肺癌和肺血栓等疾病时，可因肺表面活性物质减少，而发生肺不张。

11. 肺换气的原理

（1）气体的扩散：气体分子不停地进行着无定向的运动，其结果是气体分子从分压高处向分压低处发生净转移，这一过程称为气体扩散，而肺换气和组织换气就是以扩散方式进行的。影响扩散的因素有以下几点。

1）气体的分压差：在混合气体中，每种气体分子运动所产生的压力为该气体的分压，分压差大，则扩散快，扩散速率大，反之，分压差小则扩散速率低。

2）气体的分子量和溶解度：CO_2 在血浆中的溶解度（51.5）约为 O_2 的（2.14）24 倍。CO_2 的分子量（44）略大于 O_2 的分子量（32），所以 CO_2 容易扩散。

3）扩散面积和距离：气体扩散的速率与面积成正比，与扩散距离成反比。

4）温度：气体扩散速率与温度成正比。在人的体温相对恒定时，温度因素可忽略不计。

（2）肺换气过程：混合的静脉血流经肺毛细血管时，血液的氧分压是 5.32kPa（40mmHg），比肺泡气的 13.83kPa（104mmHg）低，肺泡气中氧分子便由于分压差而向血液净扩散，血液的氧分压逐渐上升，最后接近肺泡气的氧分压。

混合的静脉血 CO_2 分压是 6.12kPa（46mmHg），肺泡气的 CO_2 分压是 5.32kPa（40mmHg），所以 CO_2 可以向相反的方向净扩散，即从血液到肺泡（图 8）。O_2 和 CO_2 的扩散都极为迅速，仅需约 18 秒钟即可达到平衡。

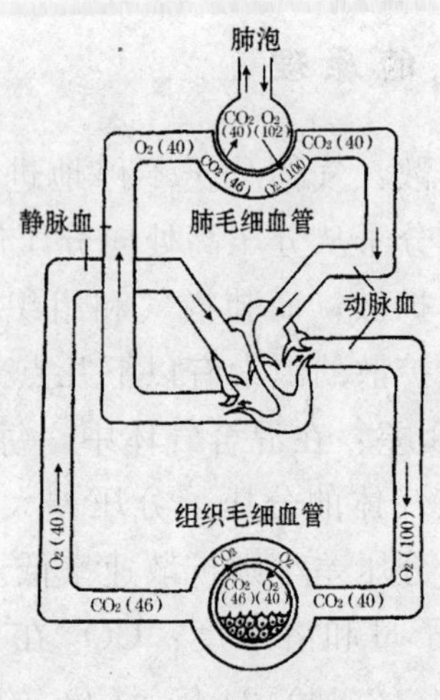

图 8　肺换气和组织换气示意图

注：数字为气体分压 mmHg（1mmHg＝0.133kPa）

通常情况下，血液流经肺毛细血管的时间约为 40 秒，所以，当血液流经肺毛细血管全长约 1/3 时，已基本上完成肺换气过程。

（3）影响肺换气的因素

1）呼吸膜的厚度：肺泡气通过呼吸膜（肺泡-毛细血管膜）与血液气体进行交换。气体扩散速率与呼吸膜厚度成反比关系，膜越厚，单位时间内交换的气体量就越少。

呼吸膜由含肺表面活性物质的极薄的液体层、极薄的肺泡上皮细胞层、上皮基底膜、肺泡上皮与毛细血管膜之间很小的间隙、毛细血管的基膜、毛细血管内皮细胞层共六层结构组成。

呼吸膜虽有六层结构，但却很薄，总厚度不到 1μm，

有的部位只有 0.2μm，气体极易扩散通过。

呼吸膜的面积极大，而肺毛细血管总血量又很少，只有 60～140ml，如此少量的血液分布如此大的面积，因而血液层很薄。

肺毛细血管平均直径不足 8μm，红细胞膜通常接触到毛细血管壁，所以 O_2、CO_2 不必经过大量的血浆层就可到达红细胞或进入肺泡（图 9）。

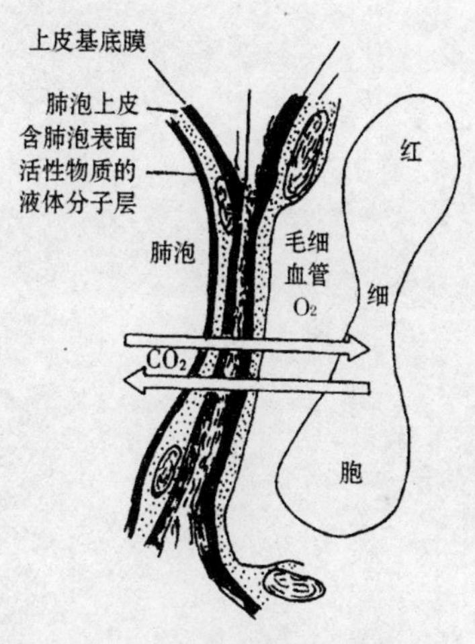

图 9　呼吸膜结构示意图

当发生肺纤维化、肺水肿时，由于呼吸膜增厚或扩散距离加大，而影响肺换气，从而出现缺氧表现。

2）呼吸膜的面积：气体扩散速率与扩散面积成正比。正常成人的肺约有 3 亿个肺泡，总扩散面积约 $70m^2$。在安静状态下，呼吸膜的扩散面积约 $40m^2$，故有相当大的贮备面积。

在患有肺不张、肺实变、肺气肿或肺毛细血管关闭或阻塞等情况下，均可使呼吸膜扩散面积减小，出现缺氧表现。

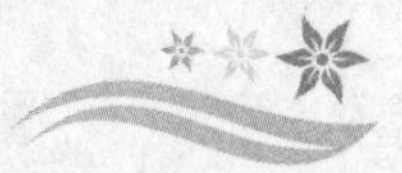

三、肺癌发病机制

肺癌是中老年人最常见的恶性肿瘤之一。绝大多数肺癌均起源于各级支气管黏膜上皮，起源于支气管腺体或肺泡上皮细胞者较少见。因而肺癌实际上是支气管源性癌，包括鳞癌、腺癌、小细胞癌和大细胞癌几种主要类型。

肺鳞癌主要起源于段和亚段支气管黏膜上皮，而支气管黏膜上皮，在致癌因素作用下，经鳞状化生、异型增生和原位癌等阶段再演进为浸润癌。

肺腺癌是来自支气管的腺体。

细支气管肺泡细胞癌，究竟来源于何种细胞，尚无最后定论。

小细胞肺癌来源于支气管黏液腺和支气管黏膜内嗜银细胞。

近年来，有学者认为，所有类型的肺癌均来自呼吸道黏膜的干细胞，它可向多方向分化，因此也可以出现混合型癌。

由于肺癌绝大多数均起源于各级支气管黏膜上皮，亦称支气管肺癌，简称肺癌。

1. 肺癌的发病模式

肺癌是严重威胁生命的恶性肿瘤，也是全世界最常见的癌症。半个世纪以来，许多国家和地区肺癌的发病率和死亡率均有增加，尤其以人口密度较高的工业城市更为突出，在欧美一些发达国家，肺癌的发病率和死亡率已上升为肿瘤性公害之首。

据世界卫生组织 1997 年报告，肺癌居癌症死因第一位。全世界每年有 138 万肺癌新病例，占全部新发生癌症的 13%。其中男性 99 万，女性 39 万。全世界每年有 90.9 万人死于肺癌。

各大洲中，北美和欧洲肺癌发病率最高，而非洲、亚洲和南美洲肺癌发病率较低。

1996 年，50%以上的肺癌发生在经济和工业发达的国家，然而，在吸烟率已下降的芬兰、英国和美国，近年来肺癌的发病率已开始明显下降。

全世界几乎所有国家，男性肺癌的发病率都在上升，75%的新病例是男性，这种差别与男女总体吸烟模式的差别一致。如在生命期对烟的暴露相同，则男女对肺癌的危险性相似。

据我国 1990～1992 年对癌症死亡调查的结果显示：20 世纪 70 年代肺癌死亡率为 7.17/10 万人口，90 年代肺癌死亡率为 15.19/10 万人口。20 年的变化，肺癌死亡率增加 111.85%。

在中国，肺癌死亡率较高的地区主要在上海、北京、天津、辽宁、吉林、黑龙江等地。中国现有烟民为 3 亿，今后 20～30 年肺癌发病率和死亡率必将进一步增长。

中国肺癌死亡率最高的城市是云南省个旧市，肺癌死

亡率为 70.62/10 万人口。

中国肺癌死亡率占癌症死亡病因的第 3 位，其中城市统计占第 1 位，农村统计占第 4 位。

肺癌多发生于 40 岁以后，高峰发病年龄为 70～79 岁，男性多于女性。在我国男、女性比例为 2.13∶1。

肺癌最主要的危险因素是吸烟，终生吸烟者肺癌的危险性为不吸烟者的 20～30 倍。

现在普遍认为，二手烟（被动吸烟者）可能增加 30％～50％的肺癌危险性。30％女性肺癌是来自二手烟（父亲及丈夫制造的烟雾），近年来，西方国家女性吸烟者明显增多，女性肺癌的发病率也相应上升。

肺癌的生存率取决于早期发现、早期治疗。隐性肺癌早期手术治疗可获痊愈。

一般认为肺癌中鳞癌的预后较好，腺癌次之，小细胞未分化癌预后较差。

近年来，由于采用联合治疗后小细胞未分化癌的预后也有很大改善。

2. 肺癌的发病机制

肺癌的病因和发病机制迄今尚未明确。但已经公认的发病机制有以下几点。

（1）肺癌的发生几乎可以肯定是由存在于香烟（无论是主动吸烟，还是被动吸烟）或工作环境空气中的一种或多种化合物可导致基因组中脱氧核糖核酸（DNA）损伤而引起的。

（2）由于机体内抑癌基因修复损伤能力失败，致使癌基因开始导致克隆或异常细胞的扩展而致癌症。

（3）在吸烟的人群中，仅有约15%的吸烟者最终发生肺癌，不难看出，肺脏本身具有非常强的抵抗不良环境作用以保护自身的能力。

（4）肺脏的自身保护能力可因个体遗传差异（对致癌物的代谢、分解、清除能力）而有所不同。

（5）不同的膳食行为也会导致个体保护能力的差异。

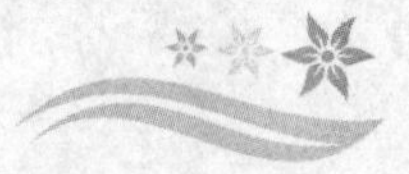

四、肺癌高危因素

1. 90%的肺癌患者是吸烟者

各国科学家的结论是：肺癌最主要的和压倒性的病因是吸烟。

（1）国际癌症研究中心发现，美国和英国的统计结果表明90%以上的肺癌都与吸烟有关，且吸烟不仅可导致肺癌，还可导致口腔癌、鼻咽癌、喉癌、食管癌、胃癌、肝癌、宫颈癌、膀胱癌、肾癌、胰腺癌及白血病等多种恶性肿瘤。

（2）我国调查也证明，80%～90%的男性肺癌与吸烟有关，30%～40%的女性肺癌与吸烟有关。

肺癌的发生与吸烟有着剂量-反应关系，即每日吸烟量越多，吸烟时吸入越深，开始吸烟的年龄越小，吸烟的年限越长，所吸香烟内焦油含量越高，则患肺癌及其他癌症的危险性越大，与癌症的距离越小。

（3）日均吸烟量与肺癌死亡的危险性：日本科学家从1989年开始，以年龄在40～79岁的约11万人为研究对象，历时10年，其研究结果表明：①每日吸9支以下的吸烟者的危险性是不吸烟的2.27倍。②每日吸10～19支的吸烟者危险性是不吸烟的3.14倍。③每日吸20～29支的吸烟者危险性是不吸烟的 4.99 倍。④每日吸 30～39 支的吸烟者危险性是不吸烟的 6.37 倍。⑤每日吸 40～49 支的吸烟者危险性是不吸烟的 9.55 倍。⑥每日吸 50 支以上的吸烟者的危险性是不吸烟的 14.1 倍。⑦终生吸烟者患肺癌的危险性为不吸烟的 20～30 倍。⑧每日吸 40 支以上者，持续 2～3 年，肺癌的发病率增加 20 倍。

（4）吸雪茄、吸筒烟、烟斗或吸淡烟等，均会引起肺癌。加拿大卫生部要求烟草业自动停止“淡烟”这类名称，因为吸淡烟仍会上瘾，而且人们可能因为淡烟的焦油含量低，不够味，而关闭通风口或用力吸烟，结果适得其反。

欧盟也已于 2003 年 9 月立法，禁止烟草业使用“淡烟”之类进行宣传，因为“淡烟”的名称将会误导人们，以为吸烟者吸的是安全的香烟，但事实不然，“淡烟”一样有害健康，也是肺癌的病因。

（5）动物实验也证明，吸入纸烟的烟雾，可使田鼠、犬诱发肺癌。

2. 女性肺癌 30%是来自二手烟

二手烟（即被动吸烟）也会引起肺癌。

香烟燃烧时，会释放出烟雾，有人吸烟时，约有 2/3 的烟雾喷出，弥漫于空气中而导致空气被污染，周围的人吸入这些烟雾，即等于间接地吸了香烟，这种被迫式的吸入“二手烟”，同样严重地危害周围人群的健康，而对于不吸烟的人来说，危害更大。

在美国，二手烟可导致每年约 5 300 人死亡。据美国

科学院估计，其中约有 3 800 人死于肺癌。

美国癌症研究院的一项研究显示，吸入二手烟的妇女，罹患宫颈癌的危险性比一般人群要高出 3 倍。

美国环境保护局发现，二手烟使 1 岁半以下的幼童，罹患呼吸道感染者多达 30 万以上，这些人是二手烟的直接受害者。

中国台湾省学者在对“室内空气污染因子与台湾不吸烟妇女肺癌之研究”中，以 260 多名平均年龄 61.5 岁，确诊为女性肺癌的患者为对象，发现这些不吸烟妇女，从小就暴露在父亲的烟害中，长大后又受到另一半的烟雾的污染，在长年累月被迫吸二手烟后. 对健康的危害并不亚于吸烟者。

因此研究者认为，妇女在出生后即暴露于环境的烟害中，是女性肺癌的重要杀手，约有 30％的肺癌可归因于二手烟的伤害，与未受二手烟暴露的妇女，分别高出 1.8～2.2 倍的肺癌危险性。

不吸烟非自主性的吸入环境烟害可致肺癌已成定论。

台湾省男性吸烟率在 55％～62％，已造成众多儿童和妇女被迫吸二手烟。因此，二手烟在女性肺癌的病因中不容忽视，该省女性肺癌率近 30 年来增长 8 倍之多，是全球增长最快的地区。

1979 年第四届国际肺癌会议上，有报告指出女性中丈夫吸烟者，女性罹患肺癌的危险性增加 50％，女性患肺癌的危险性随丈夫的吸烟量的增加而增高，女性与肺癌的距离，随丈夫的吸烟年限的增长而缩短。

3. 吸烟有百害而无一利

世界卫生组织统计，于2000年，全球约有400万人死于吸烟的烟害。仅在美国，便有40万人死于烟害，相当于第二次世界大战的死亡数字。

至于香烟消耗量极大的中国，平均每天约有2 000人因吸烟的危害而死亡。

美国疾病控制及预防中心指出，美国每年约超过41.8万人因烟瘾而死亡，这个数字比因使用酒精、吸毒、谋杀、自杀、火灾、车祸及艾滋病而死亡的总和还多。

世界卫生组织估计，至2000年，全球死于烟害的人数将增至1 000万人，这个数字是目前的2.5倍。这种估计透露出，年轻一代吸烟人口的增长，确实不容忽视。

最令人担忧的是，在吸烟人群中，青少年的吸烟人口不断上升。在美国，18～24岁的烟民数量已首次追上了25～44岁阶层的烟民数量，其中高中学生的吸烟人口更是大幅增长。

至于在西班牙，瑞典及亚洲等国家或地区，15岁的女烟民已超过了男性。

吸烟是充满了危险的行为，香烟对人体的危害，不仅仅限于局部的几个部位，而是对人体各组织器官的伤害。

香烟里含有许多有害物质，其中尼古丁（nicotine）、焦油（Tar）及一氧化碳（CO）是主要的毒素，香烟内含有多种化学物质，其中有数十种致癌物质，如苯并芘（benzopyrene）为致癌的主要成分。每天吸20支香烟，一

年吸入苯并芘为700μg。

吸入这些有害物质对人体的危害极大，其中包括以下几点。

(1) 脑部：尼古丁对脑的作用很复杂，既有兴奋神经系统的作用，又有抑制、松弛、短暂性增强记忆的作用，可以令人清醒、集中注意力、减轻紧张情绪，但又是导致香烟成瘾的主要成分。大量吸烟者可致记忆力减退、失眠、多梦、神经衰弱、工作能力下降、视物模糊、听力减退等症状。

(2) 呼吸系统：香烟烟雾中的焦油小颗粒，吸入后沉积在支气管壁和肺泡壁上，使支气管上皮细胞纤毛脱落、上皮细胞增生、鳞状上皮化生等，而易导致慢性支气管炎、肺气肿、肺癌等。

(3) 心血管系统：短期内大量吸烟者，可导致血管痉挛、血压增高，血流变慢，加速动脉硬化，从而易诱发脑卒中和心脏病的发作，甚至出现心律失常、心跳加快、心绞痛及心肌梗死等。据统计，吸烟者患心脏病者是不吸烟者的70倍。

(4) 口腔、鼻咽、喉：香烟烟雾中的焦油、苯并芘等有毒致癌物质，对口腔黏膜、舌、唇、牙龈、上腭，以及鼻咽、喉部黏膜等均有刺激作用，长期大量吸烟可使上述部位的黏膜充血、水肿、上皮增生、鳞状化生，成为致癌的基础。

(5) 消化系统：香烟烟雾中的尼古丁和焦油可促进胃酸、胃蛋白酶的分泌，抑制胰腺分泌碳酸氢盐等作用。长期人量吸烟可引起或加重胃食管反流病、胃十二指肠溃疡，以及食管癌、胃癌的癌前病变。长期大量吸烟可引起慢性胰腺炎并可诱发胰腺癌。

(6) 泌尿、生殖系统：香烟中的致癌化学物质也是膀胱癌、肾癌、宫颈癌的致癌物质。男性吸烟可致阳痿，女性吸烟会影响生育力。

(7) 面部：大量吸烟可致皮肤血管痉挛，血流减慢，皮温降低，皮色变暗无光、干燥，皱纹增多，面颊提前下垂。

(8) 急性一氧化碳中毒：每日吸烟一包（20 支），可使血液碳氧血红蛋白（COHb）浓度升高 5%～6%。在吸烟环境中生活 8 小时，相当于吸 5 支香烟，可引起急性一氧化碳中毒，出现头痛、头晕、心悸、乏力、恶心、呕吐、视物不清等症状。

香烟烟雾中的一氧化碳，吸入后极易与红细胞的血红蛋白（Hb）结合，形成稳定的碳氧血红蛋白（COHb），而导致全身组织缺氧，增加患心血管疾病和脑血管疾病的概率及死亡率。

(9) 孕妇及哺乳：孕妇吸烟者，可使子宫血管痉挛，减少对胎儿血氧和营养物质的供应，轻者可能导致分娩低体重儿，患儿心肺功能不全，重者可致流产、早产、死胎或出生后夭折或易发哮喘等。

哺乳期吸烟，尼古丁还可通过乳汁进入新生儿体内，影响婴幼儿的生长发育。

(10) 肌肉：长期大量吸烟者，可致全身肌肉、血管痉挛，肌肉血供减少而致肌肉软弱，耐力下降，缺乏持久力

和爆发力，肌肉疼痛或跛行等。

4. 吸烟者是拿生命做赌注

肺癌是中老年人最常见的恶性肿瘤之一，发病率仅次于胃癌，居第二位。就全球而言，肺癌的发病率和死亡率有逐年上升的趋势，不少国家和地区肺癌死亡率已跃居第一位。

根据大量的统计资料表明，肺癌的发病与吸烟有相当密切的关系，这是毋庸置疑的。我国是世界上香烟销售量最大的国家。我国人群的吸烟率以每年 2.9%的速度上升。

科学家曾经指出，造成肺癌的各种因素中，吸烟的危害与大气污染的危害之比，应该是 100∶1。

吸烟是 80%～90%肺癌的罪魁祸首，每日吸烟 40 支持续 2～3 年者，肺癌的发病率增加 20 倍以上。

目前，世界各国，吸烟的人数和吸烟的数量都在以难以置信的速度增加。

（1）吸烟习惯的形成是由多种因素造成的

1）好奇与无知：世界各国青少年中吸烟的人数呈快速增长之势。开始吸烟时多是出于好奇，看见成人或同伴吞烟吐雾，看似风光，便想亲自体验吸烟的滋味，事实上，青少年并不知吸烟的危害，尤其对肺癌一无所知。

2）模仿：如果青少年所崇拜的人物有吸烟的习惯，那么，吸烟这一行为对该青少年便有一种无形的象征，会吸引青少年去模仿偶像。

3）交际的需要：在中国人眼里，吸烟已成为一种交际的手段，敬烟已成为社会交际的序曲，能缩短人与人之间的心理距离，互相敬烟可以沟通彼此感情，有助于解决问题。办事前，先给对方敬上一支烟，再给予点燃，随后自己也吸上一支烟，如此这般礼尚往来，从不吸烟到主动吸烟，且越吸越多。

4）消愁：不少人凡遇到麻烦之后，便借烟来缓解或消除自己的不良情绪和烦恼。

5）提神：吸烟成瘾者，每当不吸烟时便出现戒断现象，头晕、乏力、无精神等，而一旦吸烟，就精神焕发，情绪安定，正常工作。

6）标志成熟和自信：在许多青少年眼里，吸烟是一种男子汉的标志，是成熟和自信的象征，孩提时代已不再，可以有更多自主权。

（2）吸烟者的特点

1）吸烟量不断增加，可由每日一支到一包。

2）不吸烟就出现戒断反应，如打哈欠、坐立不安、打瞌睡、心情郁闷等。

3）外向而冲动，具有好交往、喜冒险、易冲动，爱发脾气，控制力差等。

4）嗜好多，如同时伴有嗜酒、饮咖啡等。

经病理学证实，吸烟可使支气管上皮细胞纤毛脱落、上皮细胞增生、鳞状上皮化生、核异形变。吸烟年限越长，上述病变越重。

吸烟引起肺癌要有一个较长时间的病理过程，一般要经历15～30年之久才发展为肺癌。万万不可患上肺癌才去

肺癌中肺腺癌的发生，与室内小环境污染有密切关系。如煤灶在卧室内的家庭，女性患肺癌的危险性可增加53.80％；用煤为燃料做饭15年以上者，患肺癌的危险性可增加125％。

每周做油炸食物4次以上，炒菜时眼睛或咽喉部有刺激感者，女性患肺腺癌的危险性可增加17.4％。

根据上海市的调查结果发现，女性患肺腺癌的比例增高，与炒菜时油烟的污染和室内空气污染有直接关系。

6. 城市大气污染导致肺癌发病率高

世界卫生组织已于2013年将大气污染列为致癌因素。

国内外大量资料也表明，城市肺癌的发病率明显高于农村，大城市肺癌发病率又高于中、小城市。如中国的北京、上海、天津等大城市，肺癌发病率和死亡率均高于其他中、小城市，预计今后也将继续上升。

因为城市的汽车废气、工业废气、工业沥青等都含有大量的致癌物质，其中苯并芘致癌作用最强。工业越发达、汽车越多、交通越繁华、道路越多，空气污染越重，城市空气中苯并芘的含量越高，人群的肺癌发病率和死亡率也会越高。空气污染不需要看得见，也不需要闻得到，就足以使人患上肺癌。

美国科学家在全球20个最大的城市的研究证实，空气中只要有微粒，不到人类头发的1/5宽的粒子，就足以提高死亡率，且肺癌的发病率会随着空气中的微粒数量的增加而增高。

哈佛的科学家对这项研究显示，城市死亡人口增加的原因，是空气中的微粒，而非天气、化学物质或其他因素。微粒指的是宽度不到 10μm 的粒子；1μm 是百万分之一米。这种粒子可来自任何地方，如汽车、发电厂、建筑工程、农业、道路及相关的污染。

比如，云南锡矿中肺癌发病率和死亡率极高，井下工人肺癌的发病率为 435.44/10 万人口，在与吸烟因素平衡后，发现吸烟仍是矿工罹患肺癌的主要因素，但吸烟与职业暴露有明显相加作用。

7. 长期饮酒能增加肺癌的危险性

美国的一项研究，在 42 000 名绝经后的美国女性中发现 109 名肺癌病例，该项研究发现酒精摄入量高者可显著地增加罹患肺癌的危险性，发生肺癌者酒精每日平均摄入量为 10.2g，而未发生肺癌者酒精每日平均摄入量只有 3.6g。二者相比有明显差异。

挪威的一项研究发现，酒精摄入量高而同时维生素摄入量低者，可以显著地增加罹患肺癌的危险性。很多人饮酒时恰恰不吃蔬菜。

一项对夏威夷日本裔男性的研究发现，每月饮用 1 134g 或更多酒精者，罹患肺癌的危险性呈中度增高。

有资料表明，一项涉及 29 个国家的生态学研究提示，饮酒与肺癌危险性直接相关，而且相关性比吸烟更强。

此外，动物实验也表明，酒精可使化学物质诱发的肿瘤发生率增加 2 倍。

酒精能增加肺癌危险性的主要机制是，它可以称为致癌物，特别是作为香烟中致癌物（如苯并芘）的溶剂。

在动力模型中，酒精可引起肺泡表面活性物质和脂质的改变，而对致癌物增加了易感性。还可降低肝脏对香烟致癌物代谢酶氧化能力，而导致前致癌物的代谢活性增强。

酒精在体内代谢后的产物乙醛，可与脱氧核糖核酸（DNA）结合，从而增强香烟致癌物的生物学损伤。

8. 吸烟者摄取过多的β-胡萝卜素易患肺癌

英国慈善团体“癌症研究活动”呼吁，在含有β-胡萝卜素的补充剂外包装上应加警告标志，因为摄取过多的β-胡萝卜素营养补充剂者，会增加吸烟者罹患肺癌的危险性。“癌症研究活动”介绍了两项含β-胡萝卜素的营养物质被吸烟者过多食用后有害的研究结果。该慈善团体的执行长麦可维认为，大部分吸烟者可能还不知道这种危险性。

番茄、胡萝卜、红萝卜及其他黄色的蔬果都富含β-胡萝卜素，人体会将β-胡萝卜素转变为维生素A，这对人体健康的成长、视力、能力大有好处。维生素A又是一种抗氧化剂，可以中和自由基对DNA的破坏作用。

但摄入过多的β-胡萝卜素对吸烟者是有影响的。

芬兰科学家对29 000名吸烟者进行追踪研究，结果显示，过多地摄取β-胡萝卜素的吸烟者罹患肺癌的危险性可增加18%。而美国进行的一项研究，结果也发现含β-胡萝卜素营养补充剂，会增加吸烟者罹患肺癌的危险。

该效果的具体原因还未明确，这可能因为过量补充β-

胡萝卜素而导致其他营养素和生物活性物质的不平衡性，过多的β-胡萝卜素摄入量可能影响了具有防癌作用的其他类胡萝卜素或某些其他植物成分的吸收和代谢。

9. 职业危害易罹患肺癌

已被确认的致人类肺癌的职业因素包括橡胶、镍业、石棉、铀矿、锡矿及萤石矿工人，接触含砷粉制剂的工作人员。

在美国，约有15%的男性肺癌和5%的女性肺癌与职业危害有关。

在石棉厂工作的吸烟工人，肺癌死亡率比单纯吸烟者高8倍，比不吸烟、不接触石棉者高92倍。由此可见，不仅石棉有致肺癌作用，且石棉与吸烟有致肺癌的协同作用或相乘作用。

10. 肺结核病患者易合并肺癌

美国癌症学会将结核病视为肺癌发病因素之一。

凡有结核病史，尤其是结核瘢痕治愈者，男性患肺癌的危险性比健康人高5倍，女性患肺癌的危险性比健康人高10倍。

同时也有肺癌合并肺结核者，有资料表明，肺结核病患者发生肺癌者比健康人群发生肺癌者高7%～30%，而肺癌患者并发肺结核病者比健康人群高25%。

40岁以上男性肺结核病患者发生肺癌的原因，与肺结核病患者免疫功能低有关。有结核病史者发生的肺癌主要

是腺癌，其中与结核有关的马乔林溃疡约占20％以上。

还有资料表明，慢性支气管炎和支气管扩张发生肺癌者为20％左右。

11. 大剂量电离辐射可引起肺癌

许多事实表明，大剂量电离辐射可引起肺癌，辐射的射线不同，辐射效应也有所不同。

人群中电离辐射的来源有两方面：即自然界辐射和医疗辐射。

医疗照射又分两方面：即放射诊断和放射治疗，其中放射治疗是指在放射治疗结束后至少10年以后，又发生与原肺癌不同类型的肺癌，这种情况只是极少数。

由于环境被放射性物质污染，生活在这种环境中的人群，长期接受大量电离辐射，而易发生肺癌。

12. 肺癌的高危人群

肺癌的高危人群是指这些人群比一般人群更容易罹患肺癌。

一般说来，肺癌高危人群的肺癌发病率和肺癌死亡率比人群平均数高十几倍，甚至几十倍，其中有下列情况者，肺癌的发病率比一般人群高，可谓肺癌的高危人群。

（1）每日吸烟1包以上，烟龄长达15年以上者，且吸烟越多、烟龄越长，肺癌的发病率越高。80％以上的肺癌由吸烟或被动吸烟所引起。尤其吸烟20年以上人群、20岁以前就开始吸烟人群、每天吸烟20支以上人群。

(2) 50岁以后仍吸烟者，每6人中有1人死于肺癌，所以50岁以后仍吸烟者是肺癌的高危人群。

(3) 从出生就暴露在父（母）亲的烟害中，长大后又饱受丈夫烟雾伤害的女性，有30%的女性发生肺癌是由二手烟造成的。

(4) 重度吸烟，又经常过多的摄取β-胡萝卜素补充剂者，患肺癌的危险性增加18%。

(5) 吸烟打手机者，罹患肺癌的概率高，因为电离辐射加香烟毒素将破坏人体的免疫系统，也易发生其他癌症。

(6) 吸烟时饮酒且又不吃蔬菜者，罹患肺癌的危险性比一般人高30%～50%。

(7) 长期从事化学物质、放射性物质、石棉等职业者，肺癌的发病率比一般人群高，尤其是从事石棉的职业工人又吸烟者，其肺癌的死亡率是一般人的近100倍。

(8) 家中未安装抽油烟机和用煤为燃料做饭15年以上的主妇，罹患肺癌的危险性增加100%以上。

(9) 长期从事油炸食品的厨师，罹患肺癌的危险性明显增高。

(10) 曾患有肺结核、慢性支气管炎、支气管扩张、肺纤维化、肺部瘢痕等，其肺癌的发病率比正常人高1～10倍。

(11) 有肺癌家族史者，罹患肺癌的危险性增高。但遗传因素并不占主要地位，环境因素可占到80%以上。

(12) 月经周期越短，女性肺癌的危险性越增加，停经年龄在55岁以上者，罹患肺癌的危险性增加97%。

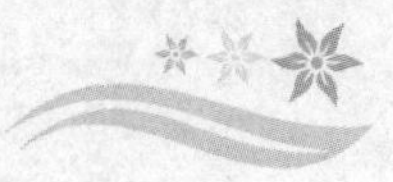

五、肺癌病理组织学

1. 肺癌大体病理学分类

肺癌的大体病理学分类，是根据肺癌发生的部位与支气管的关系进行的分类。

（1）中央型肺癌：肺癌肿块位于肺门部，右肺多于左肺，上叶多于中、下叶。肺癌发生在段支气管以上至总支气管者，约占肺癌的 3/4，其中以鳞状上皮细胞癌和小细胞未分化癌较多见。

（2）周围型肺癌：肺癌肿块发生在段支气管以下的支气管，往往在靠近脏层胸膜的肺组织内出现直径 2～8cm，呈球形或结节状无包膜的肿块，与周围肺组织的界线较清楚，而与支气管的关系不明显。约占肺癌的 1/4，以腺癌较为多见。

（3）早期肺癌：近年来，又提出早期肺癌和隐性肺癌，早期肺癌可分以下三型。①管内癌。指肿瘤局限于支气管管腔内，肺组织无肿瘤侵犯。②管壁浸润型。癌症病变不形成明显肿块，肿瘤沿支气管长轴方向浸润。③管壁周围型。肿瘤部分长在支气管内，部分已浸润至周围肺组织。以上三型均无淋巴结转移。也有人将癌块直径小于 2cm，并局限于肺内的管内型和管壁浸润型列为早期肺癌。

（4）隐性肺癌：隐性肺癌是指痰细胞学检查发现癌细胞阳性，但临床及X线检查均为阴性，而手术切除标本经病理检查证实为原位癌或早期浸润型又无淋巴结转移者。

2. 肺癌组织学分类

根据世界卫生组织（1976年）认定，肺癌的组织学类型可分为以下4种基本类型。

（1）鳞状上皮细胞癌：简称鳞癌，是肺癌中最常见的类型，占50％～70％，尸检统计占35％～45％，其特点如下。

1）本型患者以老年男性占绝大多数，多有吸烟史。

2）肿瘤生长较慢，转移较迟，远处转移较少。

3）因肿瘤多来自段以上支气管或总支气管，故较易被纤维支气管镜检查发现。

4）痰脱落细胞检查癌细胞阳性率最高，可达近90％。

5）因鳞癌多倾向管内生长，易引起阻塞而发生肺不张、感染、发热、喘鸣等表现。

6）本型主要向肺门、纵隔淋巴结转移，手术机会多，术后5年生存率高。

7）本型对放射治疗、化学药物治疗不如小细胞未分化癌敏感。

8）本型又以低分化型居多。

（2）小细胞未分化癌：简称为小细胞癌，发生率占肺癌中的第2位，临床统计在40％以上，尸检统计占15％～25％。包括燕麦细胞型、中间细胞型及复合燕麦细胞型，

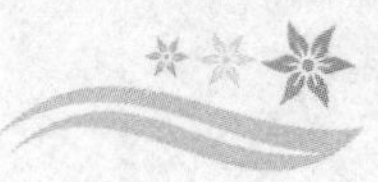

其特点如下。

1）本型是肺癌中恶性程度最高的一种。

2）患者年龄较轻，多在40～50岁，多有吸烟史。

3）多发生于肺门附近的大支气管，并向黏膜下生长，常侵犯气管外肺组织。

4）癌细胞生长快，侵袭力强，早期可有远处转移，常转移脑、肝、骨、肾上腺等脏器。

5）手术时发现60%～100%血管被侵犯，尸检证明有80%～100%。恶性程度高，术后5年生存率仅1%～2%。

6）本型对放射治疗和化学药物治疗较敏感。

（3）腺癌：腺癌的发生率在肺癌中占第3位，临床统计占15%～20%，尸检统计占7%，其特点如下。

1）本型患者女性多于男性，女性与男性之比为5∶1，但男性也有增多趋势。

2）最常见于二手烟（被动吸烟）受害者。

3）多生长在肺边缘小支气管的黏液腺，故周围型肺癌中近60%为腺癌。

4）常在肺边缘部形成直径2～4cm的肿块，亦常累及胸膜，而引起胸腔积液。

5）腺癌富于血管，所以，局部浸润和血行转移较鳞癌早，易转移至肝、脑及骨。

（4）大细胞未分化癌：简称大细胞癌，包括巨细胞癌和透明细胞癌，本型以周围型肺癌多见，占肺癌的2%～9%，其特点如下。

1）肿瘤发生在肺门附近或肺边缘的支气管。

2）本型恶性程度高，生长快，容易侵入血管形成广泛转移。

3）大细胞肺癌转移较小细胞未分化癌晚，手术切除机会较大。

3. 肺癌的临床分期

为了正确观察疗效和比较治疗结果，1988 年世界卫生组织（WHO）修订公布肿瘤 TNM 分期标准，现介绍如下。

（1）1988 年 TNM 分期标准（表 3）

表 3　肺癌 TNM 临床分期标准

<table>
<tr><td>隐性肺癌</td><td>Tx</td><td>N_0</td><td>M_0</td></tr>
<tr><td>0 期</td><td>Tis</td><td>N_0</td><td>M_0</td></tr>
<tr><td rowspan="2">Ⅰ期</td><td>T_1</td><td>N_0</td><td>M_0</td></tr>
<tr><td>T_2</td><td>N_0</td><td>M_0</td></tr>
<tr><td rowspan="2">Ⅱ期</td><td>T_1</td><td>N_1</td><td>M_0</td></tr>
<tr><td>T_2</td><td>N_1</td><td>M_0</td></tr>
<tr><td rowspan="2">Ⅲa 期</td><td>T_{1-2}</td><td>N_2</td><td>M_0</td></tr>
<tr><td>T_3</td><td>N_0，N_1，N_2</td><td>M_0</td></tr>
<tr><td rowspan="2">Ⅲb 期</td><td>任何 T</td><td>N_3</td><td>M_0</td></tr>
<tr><td>T_4</td><td>N_0，N_1，N_2</td><td>M_0</td></tr>
<tr><td>Ⅳ期</td><td>任何 T</td><td>任何 N</td><td>M_1</td></tr>
</table>

T＝原发肿瘤。

Tx＝隐性癌，在支气管肺分泌物中找到癌细胞，但 X 线检查和纤维支气管镜检查未发现肿瘤。

T_0＝无原发性癌的证据。

Tig＝原位癌。

T_1＝肿瘤最大直径≤3cm，被肺组织或脏层胸膜所包裹，支气管镜检查无叶支气管近端受侵犯的表现。

T_2＝肿瘤最大直径＞3cm，或任何侵犯主支气管，但距隆突 2cm 以上，未累及一侧全肺叶，且无胸腔积液，或伴有阻塞性肺炎或肺不张，肿瘤可侵犯肺门。

T_3＝任何大小的肿块已直接侵犯胸壁、膈、纵隔、胸膜脏层、壁层或心包，但未累及心脏、大血管、气管、食管或椎体，也包括肺上沟肿瘤及主支气管肿瘤距离隆突 2cm 以内，但未累及隆突的肿瘤。

T_4＝任何大小的肿瘤侵犯纵隔及心脏、大血管、气管、食管、椎体或隆突或有恶性胸腔积液。

N＝局部区域性淋巴结的侵犯。

N_X＝无法证实区域性淋巴的转移情况。

N_0＝未发现有区域性淋巴结转移。

N_1＝支气管周围和（或）同侧肺门淋巴结转移或原有癌肿直接侵犯。

N_2＝肿瘤转移至同侧纵隔淋巴结和隆突下淋巴结。

N_3＝肿瘤转移到对侧纵隔淋巴结，对侧肺门淋巴结，同侧或对侧前斜角肌或锁骨上淋巴结。

M＝远外转移。

M_x＝无法证实是否有远处转移。

M_0＝未发现有远处转移。

M_1＝已有远处转移，可注明转移器官名称。

（2）说明

1）表浅肿瘤（较少见），只侵犯支气管壁，不论侵犯范围大小，即使侵犯主支气管的远端亦属于 T_1。

2）肺癌的胸腔积液多由肿瘤所致，但少数患者经多次检查脱落细胞中癌细胞均为阴性，而且并非血性，又不是渗出液，如临床所见不是肿瘤直接所致，仍应列为 T_1、T_2 或 T_3。

4. 肺癌的扩散转移途径

肺癌的扩散和转移，主要有以下三种途径。

（1）直接蔓延：肺癌形成后，癌细胞沿支气管壁并向支气管腔内蔓延生长，可导致支气管腔部分或全部阻塞。肿瘤可直接扩散侵入邻近肺组织，并可穿越肺叶间裂侵入相邻的其他肺叶，肿瘤中心部分可以坏死液化形成癌性空洞。

中心型肺癌常直接侵犯纵隔、心包及周围血管；周围型肺癌可直接侵犯胸膜、胸壁等。

（2）淋巴转移：肺癌出现转移较快、也较常见，淋巴转移是常见的扩散途径。小细胞性肺癌在较早阶段即可出现淋巴转移；肺鳞癌和腺癌也常常经淋巴转移扩散。

癌细胞经支气管和肺血管周围的淋巴管，首先侵入邻近的肺段或肺叶支气管周围的淋巴结。根据肺癌所在部位的不同，可经淋巴转移到不同部位的淋巴结。①到达肺门或气管隆嵴下淋巴结；②侵入到纵隔和气管旁淋巴结，一般多发生同侧肺癌，也可发生在对侧，即所谓交叉转移；③最后可转移至锁骨上前斜角淋巴结和颈部淋巴结；④肺癌侵入胸壁或膈肌后，即可向腋下或上腹部主动脉旁淋巴结转移。

（3）血行转移：血行转移是肺癌的晚期表现，其中小细胞肺癌和肺腺癌的血行转移更常见，由肺癌的癌细胞直接侵入肺静脉，再经左心随大循环血流而转移到全身各器官和组织，常见于脑、肾上腺、骨、肝、肾、甲状腺及皮

肤等。

5. 肺癌的临床与病理的关系

肺癌临床症状的有无及其轻重与肺癌的部位、肿瘤的大小和转移的有无相关，临床与病理关系有以下特点。

（1）肺癌多数发病隐匿，早期症状不明显而极易被忽视。

（2）患者出现咳嗽、痰中带血或咯血，是最易引起就医的症状。

（3）癌块阻塞或压迫支气管时，可出现局限性肺萎陷或肺气肿。

（4）癌细胞侵犯胸膜可出现癌性血性胸腔积液。

（5）癌肿侵蚀食管可引起支气管食管瘘。

（6）癌肿侵犯纵隔内、气管旁淋巴结时，可压迫上腔静脉，出现面部水肿，颈部、胸部静脉曲张，即所谓上腔静脉压迫综合征。

（7）肺尖部的肺癌侵犯交感神经时，可出现患侧眼球内陷、眼睑下垂、下睑微升，瞳孔缩小、眼裂狭窄、胸部皮肤无汗及面部发红等交感神经麻痹综合征，即所谓霍纳综合征（Horner syndrome）。

（8）肺癌可出现肺外表现：常见于小细胞肺癌和肺腺癌，表现为喘息性支气管痉挛，阵发性心动过速，水样腹泻，皮肤潮红等类癌综合征。

（9）肺癌最常见的肺外症状是肺性骨关节病：主要表现为伴有疼痛的骨关节肥大和杵状指（趾）。

（10）肺癌还可发生神经肌肉病变（肌无力综合征）、

高钙血症、低血糖症、低钠血症、库欣综合征及男性乳腺发育症。以上肺外症状多在肺癌切除后减轻或消失。

六、肺癌诊断

1. 胸部X线检查的临床意义

X线检查是诊断肺癌的一个重要手段，它可以通过X线透视，正、侧位胸部X线片检查，是常用的肺癌影像检查。

（1）临床意义

1）可以发现肺部肿块阴影或可疑肿块阴影。

2）可以进一步选择高压摄片、体层摄片、CT检查、磁共振显像（MRI）、支气管造影或血管造影等检查。

3）可以明确肺部肿块部位、范围、形态，以及肿块与心脏大血管的关系。

4）可以明了肺门及纵隔淋巴结有无肿大，支气管有无阻塞、变形及其程度。

5）可以了解肺部有无肺不张、阻塞性肺炎，以及有无转移性病灶。

6）胸部X线检查可以提供肺癌的诊断、鉴别诊断和治疗的依据。

7）X线检查在肺癌普查及肺癌的高危人群早期诊断中都有重要意义。

（2）肺癌的X线检查主要征象

1）中心型肺癌：①早期可以无异常征象。②多有一侧肺门类圆形阴影，边缘多有毛刺，或单侧性不规则的肺门部肿块。③可出现肺叶或一侧全肺肺不张。④可有肺不张、阻塞性肺炎、局限性肺气肿等气管完全阻塞或部分阻塞的间接征象。⑤断层X线片上可出现支气管腔内的肿块阴影、管壁不规则、增厚或管腔狭窄、阻塞。⑥支气管造影可显示管腔边缘残缺或息肉样充盈缺损，管腔中断或不规则狭窄。⑦晚期可出现胸腔积液或肋骨破坏。

2）周围型肺癌：①肺癌早期肺内出现局部性小片状阴影，边缘不清，密度较淡，极易误诊为炎症或肺结核。②肿块逐渐增大出现孤立性圆形或椭圆形块影，直径1～6cm或更大，轮廓不规则呈叶状，有切迹或毛刺。③可出现节段性肺炎或肺不张、癌性空洞。④可出现肺门淋巴结肿大。⑤易出现胸腔积液和肋骨破坏。

3）细支气管肺泡癌：①结节型可出现轮廓清楚的孤立性球形阴影，与周围型肺癌相似。②弥漫型浸润性病变，轮廓模糊，类似肺部炎症。

2. CT检查的临床意义

（1）早期肺癌的诊断，CT检查是X线胸片所不能替代的。因为X线检查不能显示出肺的解剖结构。

（2）对于位于心脏后、脊柱旁沟、肺尖、肺门区、膈面上下部及肋骨头部的肺部病变，CT检查均可提示。

（3）CT检查可为肺癌的分期、有无肺门和纵隔淋巴

结肿大及确定手术切除范围与治疗方案的选择等，提供依据。

（4）CT 检查可以发现肺癌有无直接侵犯邻近器官。

（5）CT 检查对肺癌的转移癌发现较早。

（6）可在 CT 引导下进行肺活检，正确诊断率可达 92.3%。

CT 检查的缺点是费用高，有的患者难以承受检查费用。

3. 磁共振显像（MRI）的临床意义

（1）优点：①MRI 具有非常良好的组织特性和病变特性分辨率。②可以多方位显像有利于发现病变，如横断、冠状、矢状和斜位等。③可以明确肺癌的部位、范围。④可以了解肺癌与心脏大血管、支气管及胸壁之间的关系。⑤可以明确显示肺门血管和肺门淋巴结。⑥用来评估手术切除治疗的可行性。⑦对疑为肺癌而胸片和 CT 检查均为阴性者，MRI 显像可以明确肺癌或排除肺癌的诊断。⑧可以追踪观察肺癌放射治疗后有无复发及肺纤维化的进展情况。

（2）缺点：①MRI 在发现肺癌小病灶（小于 5mm）的确诊率不如螺旋 CT 检查。②MRI 在显示钙化灶方面有困难。③MRI 易受呼吸伪影的干扰。④病情危重或有严重呼吸困难者，不宜选用 MRI 检查。⑤有心脏起搏器的患者为绝对禁忌证。⑥在隆突或纵隔内有脂肪组织，将影响 MRI 对该处淋巴结肿大做出正确判断。⑦检查费用昂贵，不宜普及检查。

4. 放射性核素肺扫描检查的临床意义

利用肺癌细胞摄取放射性核素如枸橼酸^{67}镓、^{197}汞氯化合物等的数量与正常组织细胞之间的差异，进行肺癌的定位、定性诊断，方法简便，又无创伤，阳性率可达90%左右。

但目前应用放射性核素肺扫描检查的方法中，有的性能稳定，但特异性差；有的特异性高，但影响因素多，稳定性差。

采用^{18}F二脱氧葡萄糖、^{11}C乙酸等可以较准确地对小于1cm的肺癌及纵隔淋巴结有无转移进行诊断。

5. 痰脱落细胞检查的临床意义

由于肺癌表面细胞容易脱落，可随痰液咳出，如在痰液中发现癌细胞，可以明确诊断。多数病例还可以判断肺癌的病理类型。其确诊率可达85%。

当怀疑肺癌时，首先要进行胸部X线检查，下一步便应进行痰脱落细胞检查，若找到癌细胞，可以确诊为肺癌。

痰脱落细胞检查的阳性率取决于标本是否符合要求、检查者的水平高低、肺癌的类型及送标本的次数等因素。

检查方法是清晨起床后，用清水漱口，然后用力将气管深部的痰液咳出，不要混有唾液。如咳出血丝痰、血痰或痰中有烂肉样物时，应尽快送病理检查，可提高癌细胞检出率，更有利于早期诊断。

对可疑为肺癌者，应反复多次检查。

起源于较大支气管的中央型肺癌，阳性率更多。非小

细胞肺癌的阳性率较小细胞性肺癌的阳性率高。

6. 纤维支气管镜检查的临床意义

纤维支气管镜检查的优点是患者耐受好，痛苦小，操作方便。

(1) 临床意义

1) 纤维支气管镜具有可视范围大，可进入全部段支气管，74%的亚段支气管。

2) 对位于近端气道内的肺癌经纤支镜刷检，并结合钳夹活检阳性率为90%～93%。

3) 对位于远端气道内而不能直接窥视的病变，可在荧光屏透视指导下经纤支镜进行活检，以提高诊断率。

4) 对于直径小于2cm的肺癌组织学阳性率为25%，对于较大肺癌组织学阳性率为65%。

5) 对于外周肺病变可在多面荧光屏透视或CT引导下采用经胸壁穿刺进行吸引，成功率可达90%。

6) 可用气管内膜染色后活检，以提高早期诊断的阳性率。

7) 可进行选择性支气管造影，以协助诊断。

8) 经支气管镜进行肺泡灌洗，进行细胞学、免疫学，肿瘤相关抗原学检查，以提高诊断率。

(2) 禁忌证

1) 患者伴有肺动脉高压。

2) 患者伴有低氧血症。

3) 患者伴有二氧化碳（CO_2）潴留。

4）患者有出血体质或血小板减少。

7. 纵隔镜检查的临床意义

（1）纵隔镜检查，可以直接观察气管前隆突下及两侧支气管区有无肿大。

（2）纵隔镜检查可以采取病变组织做病理切片检查，以明确肺癌有无转移到肺门和纵隔淋巴结。

（3）中央型肺癌时，纵隔镜检查阳性率较高。

纵隔镜检阳性者，提示肺癌病变范围广，不宜手术治疗。

8. 经胸壁穿刺肺活组织检查的临床意义

经胸壁穿刺肺活组织检查对周围型肺癌，阳性率较高，有较高的诊断意义，但并发症也较多，可能发生如下情况。

（1）可能发生穿刺后气胸，使患者呼吸困难加重，甚至缺氧而不能平卧。

（2）可能出现胸腔内出血，严重者也影响患者呼吸，且不易止血治疗，愈后易使胸膜粘连。

（3）可能发生胸腔感染，患者出现发热、缺氧等症状，加重病情变化。

（4）可能引起癌细胞沿针道播散，促使病情恶化。

9. 胸水检查的临床意义

当肺癌患者出现胸腔积液时，可抽取胸水经离心处理后，取胸水沉淀物涂片、染色、镜检，如找到癌细胞，可

确定诊断。

10. 剖胸探查的临床意义

肺部肿块已经明显，但经上述多种方法检查，仍不能明确肺部肿块的性质，而患者的肺癌诊断又不能完全排除，但患者的全身情况尚好，又能耐受剖胸检查，此时可考虑剖胸检查术。

术后可根据术时的发现或活检结果给予相应治疗。

11. 病理学检查的临床意义

肺癌的最终确诊是依靠病理学诊断。

（1）病理组织标本来源：①纤维支气管镜活检组织。②可疑淋巴结穿刺的淋巴组织及淋巴液。③胸膜穿刺活检组织及胸水检查。④经皮细针抽吸、纵隔镜、胸腔镜活检组织。⑤手术切除标本组织等。

（2）病理细胞学检查的临床意义：①可以确诊肺癌或排除肺癌的诊断。②可以进行病理组织学分类。③可以为放射治疗、化学药物治疗提供依据。

12. 肺癌诊断的最新进展

发现早期肺癌患者是提高手术后 5 年生存率的关键，以下方法可以通过非手术的方法检出直径小于 1cm 的早期非小细胞肺癌。

（1）胸部螺旋 CT 扫描，可以发现直径小于 1cm 的周围型肺癌，并对分期提供重要价值。

（2）正电子发射体层扫描，可以了解肺癌累及范围及有无转移。

（3）正电子发射体层扫描，对纵隔淋巴结转移的分期的准确性可高达90％。

（4）经颈部纵隔镜检查，对确定上纵隔淋巴结有无转移非常准确，一旦阳性，患者病期已属Ⅲa期。

（5）纤维支气管镜检查已检出近端气管受累时，已属T_3或T_4。

（6）荧光纤维支气管镜更有利于肺癌的早期诊断及确定手术切除范围。

七、肺癌临床表现

1. 有10%左右的肺癌患者没有任何症状

肺癌是最隐匿又最具恶性的肿瘤之一，通常确诊时已到肺癌晚期。

肺癌的临床表现与肺癌所在的部位、肺癌肿块的大小、肿瘤的类型、肺癌的进展快慢、有无并发症及有无转移，并与有无原有疾病等有密切关系。因此，其中有5%～15%的患者发现肺癌时，在临床上却没有任何症状。

而肺癌治疗效果的好与差又取决于肺癌明确诊断的早与晚。

大量临床实践证明，肺癌的预后，关键在于能否做到早发现、早诊断，以便采取相应的治疗措施。

其中早期发现是早期诊断和早期治疗的前提。

所谓早期是指肺癌尚处于初始的生长过程中，癌变组织限于正常组织的一小部分，肺癌的浸润仅限于气管黏膜或黏膜下层，既没有所属区域淋巴结转移，更没有远处转移。所以，患者没有任何症状或仅有轻微症状。

在肺癌发生的开始阶段，癌细胞只局限于始发部位，尚未穿透基底膜，此时的肺癌称为“原位癌”。

随着癌细胞的不断增殖、分裂，有的癌细胞已穿透基

底膜向深层浸润和发展，此时的肺癌称为“早期浸润癌”。

从原位癌发展到浸润癌，一般要经历数年甚至十余年，若能在这一阶段发现，并能做出正确诊断，而又能得到科学而正确的治疗，约有 50%的肺癌患者可以治愈。

早期肺癌的发现，最重要的因素是肺癌高发区和肺癌的高危人群，对肺癌的防治知识应当了解、普及和掌握，提高对肺癌的警惕性。

(1) 健康普查对象：①40 岁以上重度吸烟者。②从小就是二手烟受害的 50 岁以上女性。③肺癌高发的职业人群，包括石棉、无机砷化合物、二氯甲醚、铬及其化合物、镍冶炼、氡及氡子体、芥子体、氯化烯、煤烟、焦油、石油中的多环芳烃、烟草的加热产物及放射性物质等。④未安装抽油烟机的家庭主妇。⑤空气污染严重地区的中老年人。⑥有家族恶性肿瘤病史者。⑦曾患有肺结核等慢性呼吸系统疾病者。

(2) 健康普查方法：①每半年进行一次肺癌门诊咨询，有利于早期发现肺癌。②每年至少进行一次胸部 X 线检查(包括胸部摄片，并保存以便进行对比，可早期发现轻微病变)。③有痰时要连续 3～5 次进行痰脱落细胞检查。对早期发现肺癌也有帮助。④上述健康普查不可中断，坚持到终生。⑤上述健康普查必须到肿瘤专科进行，因为不是所有的医院，任何一名医生都能做出肺癌的早期诊断，以防漏诊、误诊。

尤其肺癌的高危人群，肺癌越早发现，越早治疗，疗效越好，这是目前提高肺癌治疗效果的重要途径。

2. 咳嗽是肺癌最常见、最早期的症状

从鼻、咽到小支气管整个呼吸道黏膜受到刺激时，可出现咳嗽刺激效应。

在病态情况下，鼻、咽、喉、气管、支气管受到各种病因刺激时，均可引起咳嗽。

一位健康人，支气管黏膜的黏液腺和杯状细胞只分泌少量黏液，以保持呼吸道表面湿润。

当呼吸道内的分泌物和炎性产物咳出体外时，称为咳痰，属病态现象。

（1）肺癌咳嗽、咳痰的特点

1）咳嗽的性质：肺癌在支气管黏膜内可出现刺激性（连续性）干咳或伴有少量黏液痰。

2）咳嗽的时间：肺癌患者的咳嗽无定时，昼夜无差别。

3）咳嗽的音色：当肺癌引起远端支气管狭窄时，不仅出现持续性咳嗽，且有高音调的金属声咳嗽。

4）痰的性质和痰量：支气管癌早期可有少量黏液痰；肺泡癌时可出现大量黏液痰；肺癌合并继发感染时，可有黏液脓痰（呈黄色）且痰量增多；中央型肺癌多见咯血，多为痰中带血或间断血痰，呈红色或棕红色；肺癌如侵蚀大血管时，可引起大咯血。

5）伴随症状：咳嗽伴有喘鸣，有2%的肺癌患者可出现局限性喘鸣音，伴有胸闷、气急，表示病情多较重，伴有体重减轻，消瘦为肺癌的常见症状之一，咳嗽伴有发热，多为继发性肺炎所致，抗生素治疗疗效果不佳。

肺癌的预后，与能否做到早期发现、早期诊断、早期治疗有直接关系。对患者而言，早期发现是重中之重。

（2）早期发现肺癌的因素

1）掌握肺癌知识：我们每个人，尤其是肺癌的高危人群都应积极主动地学习、了解、掌握肺癌的早期表现、常见症状，如咳嗽、咳痰的特点，做到人人心中有肺癌的“数”，并与自己的症状进行比较、鉴别，只有这样，才能早期发现肺癌。

2）提高警觉意识：40 岁以上的中老年人，应加强对肺癌症状的警觉性。这种警惕性不是要人们整天提心吊胆、诚惶诚恐，疑心重重，而是应坦然地、客观地面对自己的疾病，对任何一个可疑的肺癌症状，要做到“四不要、二及时”。

所谓“四不要”，是指不要回避现实，不要有侥幸心理，不要相信迷信，不要不在意。“二及时”是指及时到专科医院做进一步检查，直至确定或否定肺癌的诊断，以及及时进行相应的治疗。

3）医生的责任：对于一名医务人员，尤其是非肿瘤专科的医生，对肺癌更应保持高度警觉，要知道咳嗽、咳痰是肺癌的早期常见症状。对任何一个可疑的肺癌患者，必须做到“一听、二全、三查、四避免”。

“一听”即医生要集中思想，耐心仔细听取患者讲述病情内容。

“二全”是指要全面详细询问病史（包括家族史、吸烟史、职业史、空气污染史、饮食及营养史等），要全面进行

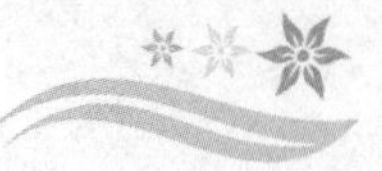

体格检查（包括肺部检查及肺外检查）。

“三检查”包括胸部X线检查，痰脱落细胞检查，CT等有关检查。

“四避免”分别为避免为了安慰患者而忽视肺癌早期症状，避免为了减轻患者的思想顾虑而贻误病情，避免漏诊肺癌，而被其他疾病掩盖，避免将肺癌误诊为其他疾病。

医生和患者都该明白，影像学检查是发现肺癌征象的常用而又有实用价值的方法，细胞学和病理学检查是肺癌确诊的必要手段。

只要患者与医生密切配合，提高对肺癌的警觉性，早期发现肺癌、早期诊断肺癌、早期治疗肺癌是完全可能的。

3. 有50%的肺癌患者以胸痛为首发表现

胸痛是临床上常见的症状，胸内、胸外疾病均可引起胸痛。在日常生活中，每个人一生中都有过胸痛的感受，但是胸痛是一种主观感觉，因而受到主观因素影响较大，很难用客观指标确定胸痛的程度，况且胸痛的严重性又与病变程度不一定成正比。因此，肺癌的胸痛既易被患者所忽视，又不易引起医生的重视，以胸痛为首发表现的肺癌，多长期漏诊、误诊、误治。

（1）肺癌引起胸痛的特点

1）约有50%的肺癌出现胸痛症状。

2）肺癌细胞直接侵犯胸膜、胸壁的皮肤、神经、肌肉、肋骨、脊柱等，均可引起不同程度的胸痛。

3）肺癌细胞侵犯胸膜时，可出现局部或一侧性不规则

的钝痛或隐痛，咳嗽及深呼吸时胸痛加重，停止胸廓运动时胸痛减轻。

4）肺癌细胞侵犯胸壁的皮肤、神经、肋骨、胸骨及脊柱时，胸痛常固定于受侵犯的局部，且局部多有明显压痛、并可触及局部有肿块，但胸痛与呼吸、咳嗽无关。

5）肺癌肿块侵犯肋间神经时，胸痛多沿肋间神经分布，且神经分布区多有压痛。局部常呈阵发性灼痛和刺痛。

（2）肺癌胸痛伴随症状

1）胸痛伴有咳嗽、咳痰、咯血。

2）胸痛伴有呼吸困难，肺癌压迫大气管。

3）胸痛伴有咽下困难，肺癌侵犯或压迫食管。

4）胸痛伴有声音嘶哑，肺癌直接压迫或纵隔淋巴结肿大压迫喉返神经。

胸痛患者，应当学会自我鉴别知识，可以大大提高肺癌的早期诊断率。

（3）肺癌胸痛与其他疾病的鉴别

1）心绞痛：典型的心绞痛多位于胸骨后或心前区，并可向左肩、左臂、手指、胸背部、颈部、咽部、下颌等部位放射，可有轻度压迫感乃至剧烈的绞痛，往往开始较轻，以后迅速变为剧痛，伴有窒息感。胸痛多在体力活动、情绪激动、饭后或寒冷刺激时发作，常持续数分钟，休息或服用扩冠药物后，胸痛可缓解。患者过去有同样心绞痛发作史，发作时心电图有异常发现。

2）急性心肌梗死：急性心肌梗死导致的胸痛，其性质、部位及放射区域均与心绞痛相似，但胸痛较剧烈而持

久。和肺癌胸痛相比，急性心肌梗死胸痛范围较广，胸痛时间常达数小时、十数小时或1～2天。

急性心肌梗死胸痛含用硝酸甘油无显著疗效，常伴有心功能不全、休克、心律失常、发热及胃肠道症状。

心电图中面向梗死部位的导联ST段抬高，并有异常Q波，白细胞计数、血清心肌酶增高，血沉增快。

任何一位中老年人，一旦出现胸痛，尤其伴随有其他症状，不可大意，也不要恐惧，更不要因工作繁忙而拖延，应尽快去医院咨询医生，并做相关辅助检查，即使确诊为心绞痛，待病情稳定后也应排除肺癌的诊断。

医生对胸痛患者，尤其对肺癌高发区、有肿瘤家族史、肺癌高发年龄及肺癌的高危人群等，必须进行鉴别，因为肺癌常与某些心肺疾病共存，或肺癌患者的胸痛与某些疾病的表现相类似，严防误诊或漏诊。

4. 肺癌的远处转移症状

肺癌患者以呼吸系统症状为首发症状者多见，但少数患者可以同时出现呼吸系统症状和远处转移症状，也有少数患者以远处转移症状为首发症状，易对肺癌漏诊和误诊。肺癌的远处转移症状包括以下几种。

（1）肺癌转移至中枢神经系统时，患者可出现头痛、头晕、恶心、呕吐、复视、步态不稳，或失明、耳聋、失音、肢体无力、偏瘫等。

（2）肺癌转移至骨骼时，可出现局部骨骼剧痛、压痛、骨破坏以致病理骨折。

（3）肺癌转移至肝脏时，患者可出现恶心、呕吐、食欲缺乏，肝区疼痛，肝脏进行性增大，进行性黄疸和出现腹水等。

（4）肺癌转移至淋巴结时，患者出现锁骨上淋巴结肿大。

（5）肺癌转移至皮肤时，患者可出现皮下结节。

（6）肺癌转移至纵隔压迫上腔静脉时，患者可出现头面部、颈部及上肢水肿。

（7）肺癌侵犯颈部交感神经时，患者可出现患侧上睑下垂、瞳孔缩小、眼球内陷、额部和胸壁无汗等。

绝大多数人，包括非肿瘤专科医生，均不熟悉肺癌远处转移症状，患者更是一无所知。患有慢性疾病者，极易忽视肺癌的远处转移症状，而就诊于非肿瘤科，易对肺癌漏诊和误诊。

临床医生若不详细询问病史和仔细全面地进行体格检查，也易对肺癌漏诊和误诊。因此，临床医生对于任何一位肺癌高危人群出现上述症状之一者，必须进行肺癌或排除肺癌的影像学检查。

5. 肺癌的肺外表现

肺癌的肺外表现，是近10年来引起重视的临床表现。

少数肺癌患者，由于肺癌组织产生内分泌物质，临床上出现非转移性的全身症状，又称副癌综合征，常见的有下列表现。

（1）副癌综合征

1）肥大性肺性骨关节病：多侵犯上、下肢长骨远端，

出现杵状指（趾）和肥大性骨关节病，指（趾）端疼痛、甲床周围环绕有红晕，多见于肺鳞癌。肺癌切除后上述症状减轻或消失，但肺癌复发上述症状可再现。

2）男性乳腺发育症：男性患者可出现乳腺增生，乳房增大，乳晕扩大，乳头色素沉着，又常伴有肥大性肺性骨关节病。

3）库欣综合征：患者出现肥胖、肌肉无力、水肿、高血压及血糖增高。

4）抗利尿激素分泌失调综合征：患者出现恶心、呕吐、食欲缺乏、乏力、嗜睡、定向障碍、低钠血症等。

5）神经肌肉综合征：患者发生小脑皮质及脊髓小脑变性而出现步态不稳，失去平衡能力，周围神经病变而出现深浅感觉障碍，以及重症肌无力和严重肌病。

6）高钙血症：患者血清钙增高，多见于肺鳞癌。肺癌切除后血钙降至正常，肺癌复发时血清钙可再度升高。

7）血液学改变：患者出现不明原因的贫血、粒细胞增多症、血小板减少性紫癜、毛细血管性溶血性贫血。

凡出现上述症状之一的患者，不应限于症状学的诊断，还应到专科医院进一步查明病因，肺癌高危人群者更应做除外肺癌的各项辅助检查，以免漏诊和误诊、误治。

（2）排除肺癌的相关检查：在临床实践中，医生应认真仔细地对下列疾病患者进行排除肺癌的相关检查。

1）不明原因的杵状指（趾）、骨关节痛者。

2）男性一侧或双侧乳房发育者。

3）患有重症肌无力者。

4）多发性神经肌肉痛者。

5）不明原因的高钙血症者。

6）不明原因的高血糖症者。

7）不明原因的低钠血症者。

8）不明原因的贫血者。

9）不明原因的血小板减少者。

10）不明原因的皮肌炎患者。

11）不明原因的硬皮病患者。

12）突发性喘息性支气管炎、阵发性心动过速、水样腹泻、皮肤潮红及栓塞性静脉炎等。

医生在体检时，应全面、细致、认真、负责，并注意全身皮肤色泽、淋巴结、胸壁静脉等变化，重视胸部的视、触、叩、听，并左右对比是否对称。尤其对肺部出现浊音、呼吸音减弱或出现局限性喘鸣音者更应高度重视。应及时进行肺癌实验室检查和肺癌影像学检查，直到确诊为肺癌或排除肺癌的诊断。

6. 老年肺癌患者以反复发生同一部位肺炎为首发表现

资料表明，老年人肺癌，第一次就诊时以阻塞性肺炎者占12％。

主要表现有以下几种。

(1) 平时身体健康的老年人，突然间易患“感冒”，恢复较慢，且反复发作，并伴有全身乏力，食欲缺乏、体重减轻等不同于往常的感冒。

（2）中度发热，少数体温正常或高热、鼻塞、流涕、咽部不适，继而出现咳嗽、咳痰，多为黄色黏痰。

（3）常有胸痛、胸闷、气短和呼吸困难，呼吸加快、心动过速，肺部体征出现湿啰音，叩诊局部呈实音。

（4）X 线胸片常呈节段性模糊影，且部位固定不变，或伴有局限性肺气肿或段、叶性肺不张。

（5）白细胞变化不定，可以升高、正常或降低，但中性粒细胞大多升高。

（6）炎症吸收较缓慢，或炎症吸收后出现块状阴影，抗生素治疗疗效不显著或治疗无效。

（7）可以经抗生素治愈，病情好转或阴影吸收，但在同一部位易复发或反复发生同一段性肺炎。

老年患者出现上述表现时，应高度警惕肺癌的可能。必须做到“一积极、二消除、三检查”，即积极主动到肿瘤专科就医；消除侥幸心理而不重视自己的疾病，消除恐惧心理而回避检查；至少接受胸部 X 线检查，纤维支气管镜检查，CT 或 MRI 检查。

临床医生则必须掌握老年肺炎应与癌性阻塞性肺炎相鉴别。

老年人一般性肺炎的特点为起病急骤，先有寒战、高热等毒血症状，然后出现呼吸系统症状，如咳嗽、咳痰、呼吸困难等，经抗菌药物治疗多有明显疗效，治愈后病灶吸收迅速而完全。

老年癌性阻塞性肺炎特点为急性毒血症状可轻可无，如寒战、高热等，呼吸道症状较重，持续时间较长，经多种抗菌药物治疗疗效不明显，甚至加重，肺部炎症吸收较慢，或迟迟不吸收，或炎症吸收后出现块状阴影，且多有中央型肺癌表现，此时行纤维支气管镜检查和细胞学检查可明确诊断。

7. 怎样对肺癌做鉴别诊断

肺癌的早期诊断具有重要意义，只有早期发现、早期诊断、早期治疗，才能获得较好的治疗效果。而肺癌又常与一些肺部疾病共存，有些肺部疾病的临床表现及其影像学形态表现又与肺癌相类似。

早期诊断的关键在于加强卫生宣传教育，普及防治肺癌基本知识，不断提高患者和医生对肺癌的高度警惕性。尽可能缩短确诊时间，减少或避免误诊或漏诊。

肺癌患者的临床表现可以多种多样，极易误诊为以下疾病：

（1）肺结核瘤：结核瘤易与周围型肺癌混淆，其临床特点为：①多发于年轻患者；②病程较长，病情进展缓慢；③一般患者多无明显自觉症状，往往在体格检查时，在X线胸片上被发现；④病变部位多见于肺上叶顶后段或下叶背段；⑤X线片上的块状阴影，边界清楚，有包膜，其内密度较高但并不均匀，有时可看到钙化点和透光区，洞壁规则，较薄，直径<3cm；⑥肺内可见有散在性的结核病灶；⑦抗结核治疗有效。

（2）肺门淋巴结核：肺门淋巴结核易与中央型肺癌混淆，其临床特点为：①多发于儿童、青年人；②病程较长，

病情进展缓慢；③患者多表现为午后低热、全身乏力、食欲缺乏、消瘦及盗汗等结核中毒症状；④肿大的肺门淋巴结若压迫支气管，可导致肺不张、肺部炎症反应；⑤结核菌素试验多呈强阳性；⑥抗结核治疗有效；⑦可通过体层摄片、CT、MRI和纤维支气管镜检查鉴别于中央型肺癌。

（3）急性粟粒型肺结核：急性粟粒型肺结核易与弥漫性肺泡癌混淆，其临床特点为：①成年患者多有肺内或肺外结核病史，如泌尿生殖器官结核；②多发于青壮年人；③发病急、有高热、畏寒、头痛、头晕、乏力、出汗、恶心、呕吐等全身中毒症状；④患者出现咳嗽、咳痰，痰中有血丝、胸痛、呼吸急促或呼吸困难；⑤结核菌素试验阳性；⑥X线胸片有大小不等、分布不均匀、密度较深的结节影；⑦抗结核治疗有效，病灶逐渐吸收。

（4）肺炎：肺炎易与癌性阻塞性肺炎混淆，其临床特点为：①起病急骤，先有寒战、高热、头痛、头晕、恶心、呕吐等毒血症状，体温通常在数小时内升至39℃～40℃，高峰在下午或傍晚；②相继出现咳嗽，胸痛或肩痛，痰少，也可带血；③急性病容，面颊绯红，鼻翼翕动，皮肤灼热，干燥，口角及鼻周有单纯疱疹；④X线片上表现为边缘模糊的片状或斑点状阴影，密度不均匀，且不限于一个肺段或肺叶；⑤经用抗菌药物治疗有效，体温下降，症状迅速消失；⑥肺部阴影吸收、消失较快，而癌性阻塞性肺炎炎症吸收较缓解，或炎症吸收后出现斑块形阴影，且多有中心型肺癌表现；⑦纤维支气管镜检查更有助于鉴别。

（5）肺脓肿：肺脓肿易与癌性空洞继发感染混淆，其临床特点为：①多有原发病史，如齿、门、咽喉的感染灶或手术、劳累、受凉等病史；②多急性起病，先有畏寒、高热，体温高达 39℃～40℃；③伴有咳嗽、咳痰、咳黏液痰或黏液脓性痰，病变范围大者，每日要咳 300～500ml 脓臭痰及坏死组织；④有 1/3 患者有程度不同的咯血；⑤X 线片上可见空洞壁较薄，内壁光滑，常出现液平面，脓肿周围的肺组织或胸膜有炎性反应；⑥外周血白细胞总数和中性粒细胞均增高。

而癌性空洞常先有咳嗽、胸痛、咯血等肿瘤症状，然后才出现咳嗽、咳脓痰、发热等继发感染表现。结合纤支镜检查可以鉴别。

（6）结核性渗出性胸膜炎：结核性渗出性胸膜炎易与癌性胸水混淆，其临床特点为：①多见于年轻患者；②约有 1/3 患者肺内或肺外有结核病灶；③患者有低热、乏力、盗汗、消瘦等结核中毒症状；④结核菌素试验阳性；⑤胸水呈草黄色，以淋巴细胞为主，胸膜活检未发现癌细胞；⑥抗结核治疗有效。

而肺癌引起的癌性胸水多呈血性，大量、增长迅速，pH 值＞7.4，癌胚抗原＞10～15μg/L，乳酸脱氢酶＞500U/L。

8. 肺癌早期误诊往往是自己

肺癌恶性程度较高，肺癌的预后取决于早期发现，及时治疗。隐性肺癌早期治疗可获治愈。然而有 80％的患者确诊时已属晚期，多于一年内死亡，中位生存期仅为 6 个

月左右。其中腺癌为4～9个月，小细胞肺癌为5个月，鳞癌7～8个月，因此早期发现肺癌，争取尽快采取手术切除等综合治疗是提高5年生存率的关键。然而，肺癌早期误诊的往往不是医生，而是患者自己或家属。

（1）肺癌早期误诊的症状

1）误诊之一——肺癌咳嗽：肺癌的早期症状，常出现刺激性干咳，少痰或无痰，或有少量白色泡沫痰。患者常误为伤风咳嗽，或吸烟过多而致咳嗽，根本想不到是肺癌的早期表现而及时就医。

2）误诊之二——肺癌咯血：患者咳嗽、咳痰，痰中带血或间断血痰。常不易引起患者重视，误认为牙龈出血或空气干燥所致鼻出血，尤其曾有牙龈或鼻出血病史者更易误诊，而不去就医。

3）误诊之三——肺癌发热：肺癌早期很少发热，但当癌组织坏死时可出现低中度发热，当继发感染时体温可升至38℃左右。且经用抗生素治疗疗效不佳。患者及其家属几乎100%误认为是感冒，多不重视低热，对中度发热者可自行服退热药而退热，再度发热时多服用抗生素，如能控制继发感染可退热，但肺癌时可以反复发作而体温再度升高。

4）误诊之四——肺癌胸痛：肺癌位于胸膜附近时，可较早出现胸痛，表现为不规则的隐痛或钝痛，于呼吸、咳嗽时加重。中老年人单纯出现胸部不规则疼痛或钝痛时，尤其曾患有冠心病者，多误认为是冠心病，或就诊于心内科诊治，当心电图有阳性改变者便满足于冠心病的诊断，而极易漏诊肺癌的诊断。

5）误诊之五——肺癌关节肿痛：肺癌早期可出现大关节疼痛，多为踝关节，次为腕关节，无游走性，与天气变化无关。关节局部多有肿胀，或同时出现杵状指（趾），X线照片显示多无异常。老年肺癌患者多误认为是风湿性关节炎或老年性骨关节病，或自服抗风湿药物或就诊于风湿病科诊治，长期应用中药治疗。如不做胸部X线检查可长期漏诊于肺癌的诊断。

6）误诊之六——肺癌皮肤改变：少数肺癌早期可出现皮肤瘙痒性皮疹，皮肌炎或带状疱疹等皮肤改变。肺癌患者如缺乏咳嗽、咳痰、咯血或胸痛者而仅出现上述皮肤改变时，多就医于皮肤科而诊断为皮肤病，更易漏诊肺癌。

（2）肺癌早期自己误诊的原因

1）患者本人对肺癌早期的临床表现知之甚少，甚至一无所知，或视而不见，如早已出现痰中带血，却从不看痰的颜色。

2）患者本人恐惧肺癌，即使已出现刺激性干咳数月，迟迟不想就医，总抱着侥幸心理，“我不会得肺癌”寻找偏方治疗。

3）患者本人曾怀疑为肺癌，尤其曾就医检查除外肺癌，再次怀疑肺癌要求就医时，担心家人说自己患了恐癌症，而不敢到专科医院检查。

4）患者本人为吸烟者经常咳嗽、咳痰，偶有痰中带血，每年都进行体检而未发现肺癌时，此次再出现咳嗽，痰中带血到医院时，担心医生说自己患了“恐癌症”，不想

看医生白眼而误诊。

5）患者已出现胸痛、咳嗽、发热等症状，虽然怀疑过肺癌，但害怕花钱或害怕检查痛苦而延误诊断。

6）患者对自己的疾病不重视，对肺癌的警惕性不高，如有位从医多年的老医生，身体一向健康，从不体检，却在一次洗澡时无意中发现肋骨处有一肿物，经胸部 X 线摄片发现肺癌已广泛转移。

因此，凡 40 岁以上吸烟者，出现上述表现时必须到专科医院做进一步检查。

八、肺癌预防

1. 35 岁以前戒烟，肺癌零危险

吸烟危害健康是人所共知的，有不少烟民亦不断努力求戒烟。

近日来，英国科学家发现，吸烟者若能及早戒烟，便可大大降低肺癌及其他疾病致死的概率。

多尔教授是多年来一直研究肺癌的权威，亦是首位发现吸烟与肺癌有关的首席学者。他在最近发表的研究报告中明确指出，吸烟者若能在 35 岁以前成功戒烟，患肺癌的概率将明显降低。假若在 50 岁之前戒烟，死于肺癌的概率也会下降 2/3。

可惜虽然科学家已经指出，吸烟者却冥顽不灵，在 50 岁以后仍继续吸烟，在烟民中每 6 人便有 1 人死于肺癌。

新近研究发现，吸烟人数至少是 20 世纪 50 年代的 3 倍，死于烟害的人数亦远高于以前所估计的数字。

科学家呼吁，年轻人不要以为现在大可放胆吸烟，因为在年轻时吸烟同样危害健康，而且日后成功戒烟亦非易事，如我国的戒烟者复吸率就高达 30%，甚至有专家呼吁，将戒烟药物纳入医保。

2. 戒烟时间越长与肺癌的距离愈远

戒烟可以改善健康，已是老生常谈。

最近日本推出一份报告，即愈早戒烟愈好，因为即使成功戒烟后，亦须达 20 年之久，才能令吸烟者罹患肺癌甚至死于肺癌的概率降至接近于正常人的水平。

较前，日本名古屋大学医学院完成一份有关吸烟的调查报告，调查自 1988 年开始，共历时 10 年的时间，研究者以 11 万 40～79 岁的日本人为对象。其中男性 4 500 人，直至 1997 年底共有 468 位吸烟男性死于肺癌。

调查结果指出，戒烟者死于肺癌的概率，平均仍比非吸烟者高约 2.4 倍，而烟不离口者死于肺癌的概率，平均比非吸烟者约高出 4.5 倍。当然，戒烟时间愈长，罹患肺癌的概率亦相对减少，与肺癌的距离就愈远。

研究结果表明，在戒烟 0～4 年，肺癌死亡风险是不吸烟的 4.46 倍；5～9 年，肺癌死亡风险是不吸烟者的 2.53 倍；10～14 年，肺癌死亡风险是不吸烟者的 2.01 倍；15～19 年，肺癌死亡风险是不吸烟者的 1.22 倍。

最近的调查报告说，戒烟 20 年以上的人因肺癌死亡的风险与吸烟前是一样的。

因此，吸烟者要降低因肺癌死亡的风险需要时间，应尽量在年轻时戒烟，才会显示出戒烟后的成功成果。

3. 少吸一支烟，多一分健康

“饭后一支烟，快活似神仙”，对于任何人来说，这句话说来或听来都不陌生。

由于科学的进步和吸烟有害健康的宣传教育，使得相当多的人认识吸烟有百害而无一利，吸烟不仅不会带来一时的快活，反而还会导致一家人的健康危害和不幸。

有资料表明，近年来，全球的烟民人数呈大幅度减少。

但根据2000年6月8日，美国疾病控制及预防中心（CDC）发布的最新报告数据透露，高中学生吸烟的比率却呈持续增加的趋势，显示出吸烟的危害已涉及青少年年龄层的健康与成长。

美国疾病控制及预防中心于1991年起，每2年进行一次科学的抽样问卷调查，以统计危害青少年健康的行为与因素。

2000年的调查对象是9～12年级的高中学生，共计为15 349名学生接受调查。

这项调查结果显示，自1991年以来，青少年吸烟人数正逐渐增多。在1991年接受调查的学生中，有27.5%的学生在一个月内至少吸一次烟；在1997年接受调查的学生中，有36.4%的学生在一个月内至少吸一次烟；在1999年这一调查数据略有降低，为34.8%。

看似下降，然而承认经常吸烟的学生比率，却不见减少，反而呈逐渐上升的趋势。在1991年接受问卷调查的学生中，有12.7%的学生承认经常吸烟。但是，到了1999年的8年间，却已增长为16.8%的学生经常吸烟。这项调查数据显示，烟害已提前影响到青少年的年龄阶层。

好在近年来，随着在全球各地推动反吸烟运动的积极

开展，不但美国的戒烟率大幅提高，包括吸烟风气较盛的中国、日本、法国等国家，也出现了令人鼓舞的戒烟数字在上升。

但值得注意的是，中国的青少年不仅不戒烟，吸烟人数还在上升。据一项针对青少年吸烟情况所做的最新调查资料显示，有20％以上的初中学生尝试过吸烟，而且有相当比率的青少年表示，以后有吸烟倾向。

目前，我国烟民人数在减少，但吸烟年龄却在提前。如果不加大宣传戒烟力度，在21世纪我国肺癌的发病率和病死率将达到发达国家水平。

4. 少吸烟不戒烟无助于降低肺癌发病率

现在，有不少戒不了烟的老烟枪，提出一种新观念：少吸烟不戒烟或吸好烟不戒烟，可降低烟草对身体的伤害。

事实上，这种观念事与愿违，科学家研究发现少吸烟不戒烟，或吸好烟（有过滤嘴烟、进口烟）不戒烟都无助于降低肺癌的发病率和香烟的危害性。

根本之道还是戒烟。

吸烟不仅会增加口腔癌、鼻咽癌、喉癌、食管癌、肺癌、肾癌、膀胱癌、胰腺癌及宫颈癌等多种癌症发病率，还会导致心脏病、肺气肿、肺心病等多种疾病。

但是，只要戒烟，患癌概率和患病的概率都会降低，戒烟越早越好。

调查结果表明，有70％的吸烟者表示希望戒烟；有35％的吸烟者表示试着戒烟；更有许多吸烟者表示从未打算戒烟。

这些老烟枪有一套“香烟伤害减轻”理论，认为只要采取防范措施就可以减轻香烟的有害作用，如吸有加长的过滤嘴香烟；吸装有尼古丁吸入器的香烟；吸烟时应用鼻喷剂，减轻烟害作用等。

吸烟者认为这样烟量会自然减少，可由每天 40 支降为 20 支，并可改善机体耐受能力，有利健康。

少吸烟而不戒烟，真能保障吸烟者健康吗？

美国明尼苏达州罗彻斯特梅约的科学家，经研究观察否定了这项看法。

研究发现，老烟枪吸烟量减半，体内的毒素浓度并不随吸烟量减半而降低。问题还在于，老烟枪减少吸烟后，会出现“惜烟”心理，于是便会自觉或不自觉地更用力吸烟，其结果是吸进了更多的致癌物质。

同时上述措施也不会降低或分解香烟的有害作用。相反，更会误导吸烟者大量、长期吸烟，错误地认为有保护作用。

科学家指出，老烟枪吸烟量减半，体内的致癌物质只有一种浓度降低，如果有“惜烟”行为，用力吸烟，则体内致癌物质不会降低，有时反而更高。

因此只有完全戒烟，不吸烟，体内的致癌物质才会在几周内消失不见。

为了自己和家人的身体健康，应当彻底戒烟。

5. 何时戒烟都不晚

英国科学家研究表明，任何年龄阶层的吸烟者戒烟都可以降低罹患肺癌的危险性。据统计吸烟者罹患肺癌的概率是15%；如能在50岁戒烟者，其罹患肺癌的概率可降至6%；如能在30岁戒烟者，其罹患肺癌的概率可降至2%。

根据流行病学调查结果表明，吸烟者将有一半以上因吸烟而死于各种癌症或心血管疾病及脑血管疾病；吸烟者中将有1/4的人群活不到70岁；肺癌患者中有90%的人与吸烟有关。吸烟年限愈长，罹患肺癌的危险性愈高。

因此，科学家提醒烟民，不要犯这样的低级错误：错误地认为自己吸烟年限太长，现在戒烟为时太晚；错误地认为自己吸烟很少，或仅吸淡烟，没有毒害作用，不必戒烟；错误地认为自己吸的低毒烟，或无毒烟，也不必戒烟；错误地认为自己年轻，或吸烟时间很短，更不必戒烟。

科学家告诫烟民，无论浓烟、淡烟都有害于健康，只要每天吸两支烟就会增加患癌的危险。

如果戒烟，无论什么年龄的吸烟者，都会降低罹患癌症及心脏病的危险，改善健康状况。

根据美国癌症学会和美国疾病控制及预防中心公布的资料表明，从停止吸最后一支烟后的20分钟起，身体便开始发生下列有益健康的变化。

20分钟后，血压恢复正常，脉搏恢复正常，手和脚温度恢复正常，心肌收缩力也恢复正常。

8小时后，血中一氧化碳（CO）降至正常，氧（O_2）

升至正常。

24 小时后，心脏病发作的危险性开始下降。

48 小时后，神经末梢开始再生，嗅觉及味觉恢复正常。

2 周至 3 个月后，血液循环得到改善，行动能力加强，肺功能增加 30%。

3～9 个月后，咳嗽、鼻窦充血、疲劳感、心悸、气短开始减轻。支气管黏膜上皮细胞纤毛开始再生，排痰能力增强，呼吸道感染减少。

1 年后，心脏病发作危险性可降至50%。

5 年后，原每日吸 1 包烟者肺癌死亡率下降近 50%。脑卒中发病危险性在戒烟后 5～10 年时降至非吸烟水平。其他癌症的危险性也可降至吸烟者的 50%。

10 年后，肺癌死亡率相当于不吸烟者的水平。癌前细胞已被正常细胞取代。发生其他癌症的危险性下降。

15 年后，发生心脏病的危险性与不吸烟者相同。

20 年后，肺癌的发病率降至接近正常人的水平。

因此，全世界的科学家大声疾呼，为了你和他人的健康，戒烟没商量，何时戒烟都不晚！

6. 远离二手烟就能远离肺癌

在 20 世纪 50～60 年代，吸烟是一种时尚，不少青少年效仿吸烟者的风度，学会吸烟。而到了 90 年代，不吸烟则成了文明、礼貌的标志。

在美国的街道上，见不到男士们吸烟，倒不时看见女士们吞云吐雾。

在中国的大街小巷中，餐厅里，会议室，公共浴池里，公共汽车上，医院的候诊室里，商店里，电梯间，甚至骑在自行车上，都能看到叼着香烟的男人，在农村也经常看到女人与男人平起平坐，大大方方地吸着烟。

更为惊叹是，无论在城市，还是农村，经常见到青少年香烟不离嘴。西方发达国家吸烟人数日渐减少，而我国吸烟人数却在逐年增加。

吸烟者会认为吸烟是个人行为，别人无权过问，也无权干涉，其实不然。被动式的吸入“二手烟”，同样严重地危害人体健康，对于不吸烟的人来说，伤害更大。

在美国，二手烟每年使 3 800 人死于肺癌，在中国 13 亿人中，二手烟每年将使 1 万多人死于肺癌。

在美国，二手烟每年使 37 000 人死于心脏病，而在中国 13 亿人中，二手烟每年将有 12 万人死于心脏病。

有人调查过女性肺癌患者，有 65.2%患者的配偶都有吸烟习惯，有 80%左右的患者在受到香烟烟雾污染的环境生活、工作和学习过，长达几年或几十年。

因此，远离二手烟，就能远离肺癌的威胁。

7. 戒烟要成功关键在第一周

“吸烟有害健康”这句话家喻户晓，吸烟者也是明知故犯，常见到吸烟者戒烟半途而废的现象，也有不少人戒烟多次，尝试过很多戒烟方法，都一一失败。

科学家告诫烟民们，戒烟能否成功的关键在于有无强烈的戒烟动机和有无决心战胜成瘾后戒断综合征，只要有动机+决心，任何“老烟枪”都能轻松地戒烟成功。

中国台湾学者曾介绍吸烟者在医院门诊、住院的患者戒烟的成功经验。从1998年3月开设戒烟门诊，共有240多名吸烟者接受戒烟辅导与追踪，发现结果不容乐观。

（1）有25%的吸烟者在戒烟第一个月时，向烟说“不”。

（2）有23%的吸烟者都在戒烟第二个月时，不再吸烟。

（3）追踪1年后，戒烟成功者为18.7%。

（4）追踪2年后，戒烟成功者只有11.8%。

（5）而住院患者，有50%的吸烟者都能在住院期间戒烟，因为住院有利于促进戒烟动机的形成。

科学家指出，一个人的心理因素及社会环境因素是导致吸烟与成瘾的元凶。因此，必须经过心理咨询和行为改变疗法，是戒烟与预防烟瘾复发过程中不可缺少的策略。

通过行为改变疗法，可以切断所有与吸烟有关的情绪与环境，戒烟效果较为明显。

许多吸烟者戒烟总是屡战屡败，最终放弃戒烟的念头，相当可惜。

其实吸烟就是一种行为习惯，若想戒烟，首先有赖于强烈的动机，下定决心去改变这种行为，才能有较高的成功概率，其次才是对烟瘾的克服，因此要针对生理上和心理上的依赖性而采取措施。

如与别人谈话分散心理上的依赖，或专心去做一件事情去分散生理上的依赖性等方法。

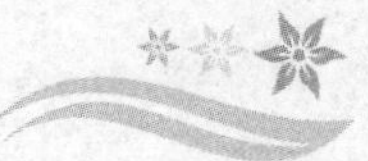

戒烟的第一周是戒烟的关键期，因为尼古丁的戒断综合征常在戒烟后 2～3 天相继出现，这段时间若能安然度过，便可望戒烟成功。

事实上，戒烟能否成功，与吸烟年限（烟龄）、年龄、性别等没有关系，关键还在于家人、朋友、同事的支持及个人的强烈戒烟动机。

对于戒烟屡试屡败者，应先找出自己吸烟的理由，再找出联结吸烟的环境，予以切断，并通过调整情绪、参与体能活动、精神放松等方式协助，即可达到戒烟的目的。

美国公共卫生服务部呼吁医生积极治疗吸烟，像治疗糖尿病、高血压等慢性疾病一样，并建议吸烟者接受医生辅导，除给吸烟者开尼古丁口香糖、吸入剂或贴布之类的处方，还应加上经常性的辅导，可以非常有效地帮助人们戒烟。医生只要花上 3 分钟的时间和患者谈戒烟，就可以大幅度提高患者戒烟的成功率。

美国在 1950 年，男性人均每天吸烟 10 支，至 1990 年肺癌的发病率和死亡率已经下降。男性肺癌占各类肿瘤的 14.5％，肺癌死亡率占肿瘤死亡率的 31.6％。女性肺癌占各类肿瘤的 13.3％，肺癌死亡率占肿瘤死亡率的 24.7％。

我国在 1990 年，男性每天人均吸烟也上升为 10 支，预测，今后几十年内我国肺癌的发病率和死亡率将持续增长，不久的将来，我国不仅是世界人口大国，也将是世界上肺癌发病率和死亡率较高的国家。

目前，当务之急，是不吸烟，吸烟者应尽早戒烟。全国医生也应学习美国的经验，积极宣传吸烟的危害，首先拒绝患者敬烟，更不应陪吸。

8. 改变烹调方式可预防肺癌

癌症被称为“世纪的瘟疫”，80%的癌症与人类生活方式或生活中的不健康的行为有关。而肺癌患者中有90%的人与吸烟有关。此外，预防肺癌，还应放弃不良的烹调方式和生活习惯。

（1）每周不得吃4次以上的焦肉。因为猛火或超过200℃的火力炒、炸、煎及烧烤肉类，无论是猪肉、牛肉、羊肉、家禽肉或鱼虾肉等都会释放出高危的致癌物质“杂环胺”，有氨基-咪唑-喹啉或氨基-咪唑-恶啉和氨基-咪唑-吡啶。每周进食这些焦肉超过4次，其患肺癌的概率与吸烟或吸入石棉无异。

（2）在烤肉之前，只要先将肉类放入微波炉焗2分钟，杂环胺致癌物质可减少90%后，再进行烹调，可大大降低致癌的危险性。

（3）进食肉类食物时，应多采用蒸、煮、炖、拌、汆等烹调方法，而避免或尽量减少油煎、油炸、烧烤和爆炒，以及快食烹调等方法，可降低杂环胺的产生。

（4）家庭用餐应尽量采用微波炉或低温烘烤食物，亦可减少食物中致癌物质的产生。

（5）应鼓励多吃牛奶、禽蛋、豆腐，适当进食内脏食物，因为这些食物中在加热时均不产生致癌物质——苯并芘。

（6）淀粉类烧烤食物，如烤白薯、红薯、面包等不产

生致癌物质。

(7) 要尽量多吃凉拌蔬菜类食物，这类食物既不含致癌物，又不破坏自身的多种维生素。

当然，我们不是说高温油炸食物一律不能进食，而是要有限度，每周吃一次，还是别有风味，也是安全的。但是，应当了解这些食物有潜在的致癌性，所以不宜长年累月地作为日常食品食用。

9. 净化室内空气污染可预防女性肺癌

流行病学调查表明，女性肺癌的发生与室内小环境污染有关，因此，预防女性肺癌必须消除室内空气污染。

(1) 凡有条件的家庭，厨房内必须安装抽油烟机，并将抽油烟机规定的高度下降至距火焰 50cm 的高度，可将炒菜时冒出的油烟全部吸除，从而降低女性肺癌的发病率至 50%。

(2) 无条件者或农村家庭在炒菜时，应打开门窗通风，炒完菜后最好有小的对流风，尽快将油烟排出室外。

(3) 炒菜时应选用去除有害杂质、下锅后不冒烟的精炼油，可减少致癌物质的产生。

(4) 在农村应改革煤灶的位置，卧室与煤灶分开，可减少吸入有毒致癌物质。

(5) 燃煤做饭的家庭，应及早改用液化气，并加强厨房通风。

(6) 家庭主妇应采用低温、持续时间较短的烹饪方法，可预防肺癌。

(7) 严格禁止应用具有放射性气体的花岗岩、地板、混凝土、红砖等。由于吸入放射性氡气美国每年死于氡导致肺癌的患者达 1.4 万人，香港有 13%的肺癌死于氡气诱发。

(8) 新房不宜立即居住，在装修过程和装修完毕后宜打开门窗，使室内有毒的放射性物质、有害气体散发，最好用排风扇吹出。宜在半个月至一个月后再居住。

(9) 居室内不宜应用各种杀虫剂，因为全部杀虫剂对人体均有毒害，且对人体的影响深远而复杂。受利益的驱动，有些生产厂家为了推销、获利，将剧毒标为低毒，或将有毒标为无毒，以欺骗消费者。

(10) 居室内不宜应用空气清新剂，因为空气清新剂既不能净化空气，也不能杀灭空气中的细菌，更不可能杀死病毒，除了能在短时间内改变室内的气味之外，对人体没有保护作用，且有害无益。绝大部分空气清新剂没有标明成分和注意事项，过分夸大其作用来误导消费者。

(11) 在室内吊花植草大有益处，可以降低室内有害气体的浓度，应大力提倡。

(12) 使用头发喷雾剂后的人要尽快离开浴室，并使浴室通风换气至少 20 分钟后再使用，因为头发喷雾剂中含有氯乙烯等致肺癌物质。

10. 加强有害粉尘作业的防护可预防肺癌

我国煤的蕴藏量很大，可供开采 400 多年。但只有少数较大煤矿采用机械化程度较高的机组或水力采煤，多数中小煤矿仍用电钻或风钻采煤，煤矿采掘工作中的粉尘浓

度和粉尘分散性均较高，工人在高浓度的粉尘环境里工作，均易发生尘肺或肺癌。

我国也是世界上盛产石棉的国家，有些人长期接触石棉粉尘，不仅能引起石棉肺，石棉厂工人肺癌的发病率和死亡率均很高。

在此类工作中加强有害粉尘作业的防护，有助于预防肺癌的发生。

（1）加强有害粉尘的宣传教育，如有害粉尘的基本知识、粉尘的危害及肺癌的预防。使参加粉尘作业的职工人人皆知，使防护工作成为群众的自觉行动，有利于预防肺癌。

（2）对接触粉尘的职工定期检查身体，有利于肺癌早期发现、早期诊断及早期治疗。

（3）定期对生产环境粉尘浓度的检测，加强劳动保护的监督，以保证职工的身体健康。

（4）坚持将干式作业改为湿式作业，是降低有害粉尘对人体危害的有效措施。

（5）凡是产生粉尘的设备均应尽量密闭起来，密闭设备应与局部抽出式机械通风结合在一起。

（6）可使用脉冲喷吹袋式除尘器，在湿式除尘器中，可采用水淋式除尘器。

（7）从事有害粉尘作业的职工，应加强营养，改善生活，积极参与文体活动，以增强机体抵抗力。

（8）加强个人防护措施，在高粉尘浓度的环境里工作时，应戴防尘口罩。

(9) 在特殊情况下，可采用送风式头盔或送风口罩。

(10) 对参加有害粉尘作业的人员，就业前后要进行体格检查，如患有活动性肺结核、严重的呼吸系统疾病、严重影响肺功能的肺及胸膜疾病、心血管疾病等均不能从事有害粉尘作业。

(11) 从事有害粉尘作业的职工，应尽量戒烟，可大大降低肺癌的发病率和死亡率。

11. 远离电离辐射可预防肺癌

大剂量电离辐射可引起肺癌，各种放射线，包括X射线、放射性物质释放的射线、中子射线等，都可能引起或促进肺癌的发生。

电离辐射引起肺癌与辐射的不同射线、辐射的方式、剂量、受辐射者的年龄及辐射部位有关。

一般来说，人体所受的辐射剂量越大，发生肺癌的危险性就越大。至于彩色电视机、电脑荧光屏等也会产生电离辐射，不过，它们所产生的辐射剂量很少，即使整天看电视，一年所受的辐射量不过0.48戈瑞，使用电脑一年也只受到0.17戈瑞的辐射，这些剂量远远不足引起肺癌。可以放心应用。

至于微波炉的微波是电磁波中的一个特定波段，一般系指频率为300兆赫（MHz）～300吉赫（GHz），亦即波长从1m～1mm的电磁波而言。

由于微波辐射的量子能量太小（约为10^{-5}电子伏），不足以使生物组织发生电离（量子的电离电位至少要在12

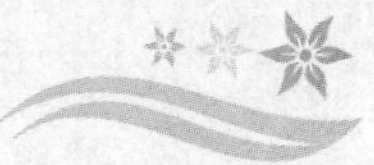

电子伏以上）。因此，微波能属于非电离辐射，与 X 射线、γ 射线的电离辐射，有着本质上的区别。

远离电离辐射的处方有以下几点。

（1）所有从事放射性工作人员，既要大胆工作，又要在具体操作时严格遵守防护规则，以减少不必要的照射。

（2）操作要熟练，以缩短接触放射源的时间。

（3）设法增加与放射源之间的距离，以减少照射剂量。

（4）辐射源与工作人员之间，应安置屏蔽物，以减少不必要的照射。

（5）使用放射源时，应设置醒目标志，以防意外。

（6）对放射性工作人员要加强宣传教育，积极做好预防工作的关键在于思想重视。

（7）从事放射性工作的人员，就业前进行体格检查，严格掌握接触放射线的禁忌证，如活动性肺结核等，并定期体格检查，长期观察。

（8）患者做 X 线检查时，应尽可能减少射线照射。做好宣传、解释工作，避免不必要的 X 线和其他放射性核素的诊断检查及治疗。

（9）提高医疗质量，减少不必要的重复摄片，缩短透视时间，缩小透视野。

（10）接受放射治疗的患者，应尽量采用有效的最低治疗量，并避免照射肺部或保护肺脏以防受损。

12. 多吃蔬菜和水果是预防肺癌最有效的措施

到目前为止，全世界有大量有关食用蔬菜和水果与肺癌危险性的前瞻性研究资料。没有一项研究表明，有任何一种蔬菜或水果能显著增加罹患肺癌的危险性。

挪威、美国、日本和荷兰的科学家研究发现，水果对肺癌保护性作用最强，进食水果最多者肺癌的危险性仅为进食水果最少者的30%。也就是说，进食水果最少者罹患肺癌的危险性为100%时，而进食水果最多者罹患肺癌的危险性只有30%。

也有资料表明，在对照研究分析了总蔬菜摄入量的作用时发现，总蔬菜摄入量最高者患肺癌危险性是总蔬菜摄入量最低者的30%～70%。

在分析了绿色蔬菜对肺癌的影响表明，绿色蔬菜摄入量最高者的肺癌危险性只是绿色蔬菜摄入量最低者的30%～60%。

研究报告显示，蔬菜和水果摄入量与女性肺癌患者的预后和生存的关系，结果发现，在确诊为肺癌之前多吃蔬菜和水果的患者比少吃蔬菜和水果的患者预后较好，且生存时间也较长。

研究人员发现，在实验动物的饲料中加入橙油或柠檬油后，可使亚硝胺4-甲亚硝氨基-3-吡啶-1-丁酮（NNK）化学致癌物诱发的肿瘤减少80%以上。于小鼠的饲料中加入10%～14%的卷心菜，可增加肺组织中的谷胱甘肽转硫

酶及致癌解毒酶或排泄酶的活性。

这些研究几乎全部一致地表明，多进食蔬菜和水果对肺癌有保护性作用，尤其绿色蔬菜和胡萝卜更为重要。

因此，多食蔬菜和水果，是预防肺癌最有效的措施。

美国曾推出的“天天5蔬果，肺癌远离我”的饮食防癌运动，深受人们的欢迎。

每日吃一个苹果预防肺癌作用有限，只有多种类、足分量、地毯式摄入蔬菜和水果，才是预防肺癌的秘诀。因为人体需要的营养素包括碳水化合物（糖类）、蛋白质、脂类、无机盐、微量元素、维生素和水分等，而任何一种蔬菜和水果，都不能满足人体营养素的需要。因为蔬菜和水果中含有的维生素、纤维素、无机盐、微量元素及抑癌的化学成分和量各有不同。所以，只有什么蔬菜、水果都吃的人，才能达到营养素的互补作用和抗癌抑癌的作用。

总之，蔬菜和水果脂肪含量很少，能量也很低，但蔬菜和水果是非淀粉多糖/膳食纤维、维生素、无机盐和其他具有生物活性微量成分的良好来源。

世界卫生组织提出的目标是，每天至少摄取400g蔬菜（马铃薯除外）和水果，其中包括至少30g豆类、坚果仁（非花生）和种子。

一个人如能每天进食400g新鲜蔬菜和水果，可降低30%～40%的癌症发病率。若能每天进食400～800g蔬菜和水果，既可预防肺癌等多种癌症，又能预防心血管疾病、痛风、高血压、动脉硬化、肥胖、糖尿病、高血脂、便秘等文明病，堪称是最省钱、最简便、最安全，且行之有效的保健法，何乐而不为呢？

13. 多摄入维生素C可降低肺癌的发病率

很多学者进行过维生素 C 与肺癌之间关系的研究，研究中都校正了吸烟因素。

研究结果表明，维生素 C 对非吸烟者的肺癌有抑制作用，即使对吸烟者的肺癌发生率也有一定控制。

虽然偶尔也可以见到一部分研究人员发表观点，认为维生素 C 的摄入量与肺癌发生的危险性联系并不明显，但至今还没有研究报道维生素 C 摄入量高会增加罹患肺癌的危险性。

维生素 C 存在于蔬菜，尤其是块茎类蔬菜和水果中，食物来源包括甘蓝、卷心菜、其他绿叶蔬菜、辣椒、番茄、南瓜、马铃薯、木薯、芋头、柑橘、杧果、香木瓜、香蕉、草莓、甜瓜等。

维生素 C 怕遇水、光、热、氧气，因此从食物中摄取维生素 C 时，最好生吃或趁新鲜时食用。

吸烟者、居住于城市者及承受过多压力者比其他人需要 2～3 倍的维生素 C。

维生素 C 的生物学机制很复杂，简单来说可以概括为以下几点。

（1）维生素 C 是抗氧化防御系统的重要成分，从而能增强抗压力、抗感冒、抗癌的体质。

（2）维生素 C 具有保护身体免受自由基的伤害，并防止细胞老化的作用。

(3) 维生素C在骨骼和血管的构成中促进钙的利用，增强血管和骨骼功能。

(4) 维生素C具有促进铜及铁元素的吸收，有助于防治贫血，预防白内障及其恶化的作用。

(5) 维生素C可以促进胶原蛋白合成中必需的羟化反应，以促进细胞之间的结合。

(6) 维生素C有促进氨基酸代谢，提高机体抵抗力的作用。

(7) 维生素C可以抑制黑色素的形成，具有增白作用。

(8) 维生素C具有消除疲劳及肌肉酸痛的作用。

(9) 维生素C可有效治疗过敏性疾病。

(10) 维生素C可以抑制胆固醇及中性脂肪的形成，促进肝脏解毒物质的生成。

总体来看，在多项研究中大多数科学家发现，维生素C摄入量高可在某种程度上降低肺癌的危险性。虽然这种保护性作用只是轻度或中等强度。

14. 长年喝茶好处多

茶是世界上历史最悠久、饮用人口最多、保健作用最大、对人类健康的益处最广泛的饮品，对茶叶的研究越来越多。

(1) 茶叶的有效成分

1) 含有人体所必需的蛋白质、氨基酸和脂肪。

2) 含有人体所必需的无机盐、如锌、钠、磷、镁及微量元素铁、氟、锰、钼、锌、硒、锗等。

3）含有人体所必需的维生素，如维生素A、B族维生素、维生素C、维生素D、维生素E、维生素K及维生素P等。其中维生素C含量高达180mg/100g以上。

4）含有近400种化学成分，如茶多酚（茶单宁）、麦角甾醇、芳香油化合物、三萜皂苷、脂多糖、茶鞣质、咖啡因、茶碱等药效成分。

（2）茶叶的抗癌防癌作用

1）茶多酚具有阻断正常细胞向癌细胞突变或转化成癌细胞分裂、增殖、转移的信息传递的作用，即抑制许多与细胞生长或促进癌细胞分裂有关的酶素分泌，并有诱导癌细胞凋亡的作用。

2）细胞中的活性氧是致癌因子，而绿茶中的EGCG（儿茶素）具有抑制活性氧的活性，甚至有捕捉活性氧的能力，从而消除致癌因素。

3）所有茶叶均有不同程度抑制致癌物质-亚硝胺在体内的形成作用，其中以绿茶的作用最强，抑制率高达90%以上，其次为砖茶、花茶、乌龙茶和红茶。

4）绿茶多酚的主要成分没食子儿茶素可抑制化学致瘤物诱导的腺胃癌，且绿茶儿茶素的抗癌作用比红茶儿茶素强。

在研究茶叶成分抗癌作用的实验中，饮用茶水的同时给予致癌物的大鼠，食管癌发生率为42%～67%，患瘤鼠平均瘤数为2.2%～3%。而未饮用茶水的对照组，食管癌发生率为90%，患瘤鼠平均瘤数为5.2%。在另一组相同类型的实验里，选择使用亚硝酸钠和甲苯苄胺诱发食管癌，

结果更为明显，饮茶组大鼠无1只发生食管癌，而未饮茶组100%发生食管癌。

由此可见，茶叶可全部阻断亚硝胺在体内的生成。

(3) 茶叶的其他作用

1）降血脂、防动脉硬化。研究者用普洱茶（即绿茶的后发酵茶）水喂养老鼠，结果发现可抑制低密度脂蛋白LDL的合成，降低血胆固醇、三酰甘油、并增加粪便中胆固醇的排出量，从而预防动脉硬化。

2）茶叶中的生物碱（咖啡因、茶碱），可使人精神振作，消除疲劳。

3）茶叶中的生物碱可扩张毛细血管，改善血液循环，具有强心作用。

4）茶叶中的部分有效成分有抑制肾小管的再吸收，促进体内代谢产物、毒物、药物排出的作用。

5）茶叶中的鞣酸有助于消化脂肪，故有解腻之说。

6）茶叶中的芳香油能刺激胃液分泌，清除胃内毒物，减少或预防胃肠炎症和癌症的发生。

7）红茶具极佳的清除口臭作用。科学家建议人们，在吃完臭豆腐、大葱、大蒜、洋葱、萝卜等重口味食物后，可以喝一杯红茶去除口臭，如异味犹存，可再将剩下的茶渣放在口中嚼食，更有助于恢复清新口气以清除口中甲硫醇所致口臭。

总之，长年喝茶对预防包括肺癌在内的各种疾病，有很大好处。不过也需要注意，凡事都有两面，喝茶也有其不利于健康的一面。

（4）喝茶的注意事项

1）过多地喝茶，摄入水分也过多，会加重心脏和肾脏负担。

2）饭前、饭后大量喝茶将会冲淡胃液，影响消化功能。

3）茶水过浓会令人兴奋、失眠，影响休息，对重症高血压、心绞痛及失眠者均有不利影响。

4）茶叶泡煮过长，析出的鞣酸过多，不仅可引起胃反酸，影响食欲，还可加重便秘。

5）忌喝隔夜茶，易被细菌污染、发霉，且易变馊。

6）有贫血者应禁止喝茶，因为茶叶中的鞣酸会影响铁的吸收。

15. 高硒膳食能降低肺癌的危险性

生态学研究表明，膳食中硒摄入量与多种癌症（包括肺癌）的危险性呈负相关，即人们的膳食中的硒含量越低，其罹患癌症（包括肺癌）的危险性越高。

许多动物实验也表明类似观点，硒的补充剂量通常接近于毒性剂量时，可以抑制肺癌和其他癌症的发生。

学者们在研究中发现，肺癌患者的原本血清硒水平低于不发病的正常人，即使已经过滤了吸烟因素后，血清硒仍然低于正常人。

总的来看，高硒膳食可降低罹患肺癌的危险性。

（1）硒的抗癌机制：硒的抗癌机制主要与其抗氧化性有关，即与硒在维持机体谷胱甘肽过氧化物酶的作用有关，谷胱甘肽过氧化物酶通过催化有机过氧化物分解而预防细

胞受损。同时，硒除了具有促进正常细胞增殖和正常细胞的再生能力之外，还具有保护细胞膜完整结构的功能，在体内有拮抗和减低汞、镉、铊、砷等元素的毒性作用。对于机体代谢产物中产生的部分致癌物，硒可以使之转变为低致癌性或无致癌性的化合物。高浓度的硒还可抑制癌细胞增殖，提高机体的免疫功能。高硒地区的癌症发病率较其他地区低。

（2）硒的来源：硒主要存在于谷物、瘦肉及鱼中，如动物内脏、鲫鱼、鳝鱼、牡蛎、海鱼、海虾、海蟹、河蟹、蛏子、白壳鸡蛋、咸鸭蛋等。我国人民的膳食中，50％的硒来源于谷物，如面粉、油面筋、大豆及大豆制品，如豆瓣酱、豆腐、豆浆等，也有部分由植物食物补充，如大蒜、大葱、洋葱、黄瓜、香菇、番茄等。

16. 较强的体力活动可降低肺癌的危险性

美国第一次全国健康和营养调查研究指出，与不活动比较，较强的非消遣性体育活动（即职业性活动）与男性肺癌危险性低有关，而消遣性体育活动则与肺癌危险性不相关。

总的来说，有较强的体力活动可降低肺癌的危险性，但与消遣性体育活动无关。

体力活动不仅可以提高健康水平，预防癌症，更重要的是能提高生命的利用效率，有充沛的体力、精力和潜能干好工作，享受人生更多的乐趣。缺乏体力活动，光靠补药、美食，不会获得健康和长寿。

当然，体力活动也应该适度，量力而行，关键在于坚持，才能降低肺癌的危险性。

登山是一项较强的体力活动，不仅可以锻炼身体，防止肺癌，还可以磨炼意志，陶冶情操，是一项有利于身体健康的体力活动。

（1）登山是一项全面的身体锻炼：登山从低到高，一攀一登，步步都要付出极大的体力。在攀登的过程中，上肢的抓、推、拉、撑的活动，下肢的蹬踏、跨越的活动也需要付出极大的体力。因此，登山时全身各关节、肌肉都参与活动，可以增强全身上下各肌肉的力量、柔韧性，还可提高身体的灵活性。

（2）登山能增强循环系统和呼吸系统的功能：登山是在大气压及氧分压都比平原低的情况下的活动，而且运动量又较大，机体需要更多的氧气和营养，因此可以加强心脏和肺脏的工作，尤其提高肺泡的换气功能，增强肺泡的免疫力，避免气管和肺的致癌物质的损伤，有预防肺癌的作用。

（3）登山可以磨炼意志，陶冶情操：登山的过程就是不断克服和战胜心理和体力上的困惑，锻炼不怕苦、不怕累、不怕伤的意志品质和争取胜利的喜悦。

（4）登山使身体与大山融为一体：目睹青山绿水的美景，身处幽静环境，同时可吸纳新鲜空气和数倍的负离子，备感心情舒畅，心旷神怡，长期坚持登山对人的身心健康十分有益。

九、肺癌治疗

1. 肺癌的手术治疗

肺癌手术治疗的目的，是彻底切除肺部原发性癌肿病灶和局部及纵隔淋巴结，并尽可能多地保留健康的肺组织。

（1）肺癌手术治疗的临床意义

1）按1999年肺癌的临床及术后病理分期，Ⅰ期的非小细胞肺癌（包括鳞癌、腺癌、大细胞癌）患者术后5年生存率为60%～75%（表4）。

表4　非小细胞肺癌患者术后5年生存率

分　期	临床分期（%）	术后病理（%）
Ⅰ期		
T_1N_0	60	75
T_2N_0	50	60
Ⅱ期		
T_1N_1	45	50
T_2N_1	30	40
T_3N_0	30	40

因此，检出早期肺癌患者是提高5年生存率的关键。

早期肺癌最有效的治疗方法是手术切除，可使多数患者达到治愈。

肺癌病变范围超过原位的肺癌治疗的黄金标准仍然是外科手术切除，早期大多数鳞状细胞癌，完全性外科切除的5年生存率几乎达100%。

2）对于手术前或手术后的辅助化疗或放疗，对增加手术后的生存期并无益处，但对手术本身有一定帮助。

3）肺癌的化疗或其他综合治疗的疗效均低于手术切除的效果。

4）非小细胞肺癌Ⅰ期和Ⅱ期患者手术切除治疗效果较好，因此，只要患者一般情况较好、心肺功能能承受，应尽早行手术治疗。

5）对于肺癌尚无纵隔淋巴结或全身转移者，应行手术前放疗及整体手术切除。

6）小细胞肺癌因就诊时有90%以上有胸内或远处转移，因此国内主张先化疗、后手术的治疗方法，5年生存率为30%～50%，而单纯手术治疗者，5年生存率为10%左右。

（2）肺癌手术禁忌证

1）患者出现胸外淋巴结转移（如锁骨上淋巴结、腋下淋巴结）者。

2）患者已出现远处转移者，如脑、骨骼、骨髓、肝脏等。

3）患者已出现广泛的肺门、纵隔淋巴结转移者。

4）患者已有胸膜转移，癌细胞已侵入胸壁、肋骨者。

5）患者的心、肺、肝、肾功能不全，且不能耐受手术者。

6）患者已属晚期，已出现恶病质状态者。

2. 肺癌患者术前准备

肺癌手术是一次比较大的手术，手术成败的关键自然决定于医护人员的技术水平和职业道德。作为患者及其家属必须配合医护人员做好术前准备，才能达到“双赢”的效果。

（1）心理准备

1）医生应耐心、细致地向患者介绍手术方案、麻醉方法及手术的重要性，以消除患者对手术的各种疑虑和恐惧。

2）患者有权也有必要了解肺癌手术的全过程，提出自己的意见和要求，医生应尽最大可能满足患者要求，使其从内心赞同手术方案，不仅有利于配合手术，也有助于术后早期康复。

3）患者家属应协助医护人员做好患者的心理准备，稳定患者情绪，耐心与患者交谈，介绍手术治疗的重要性或介绍同类疾病成功的例子，以增强患者的信心和勇气，有利于调动患者内在的积极因素。

（2）呼吸道准备

1）立即戒烟：吸烟者可使手术后气管分泌物增多，不仅影响通气功能，还可导致呼吸系统感染。因此，肺癌患者应及早戒烟。

2）积极防治感冒：手术前患者应避免到公共场所，也

要谢绝探视，减少感染机会，注意保暖，防止受凉，保持室内空气新鲜，经常通风换气，更要保持一定的湿度，均可预防感冒。

3）练习深呼吸：患者术前练习深呼吸，可以有力地预防术后肺炎、肺不张及呼吸道感染。练习时将两手分别放在两侧季肋部及侧腹部，肩、臂、腹部放松，使胸廓下陷；用口逐渐深呼气至呼气末，双手稍加用力，并逐渐按压于胸壁上；最后用鼻孔渐渐吸气，使胸廓充分扩张，以最大限度的深吸气动作。每次练习上述动作 5 次，每日 3 次。

4）练习腹式呼吸：腹式呼吸是指膈肌（膈肌将胸腔与腹腔分开）的上、下运动为主，肋间肌运动为辅的呼吸。吸气时腹部突出，呼气时腹肌收回。术后进行腹式呼吸，可预防肺不张和肺炎等并发症。

5）练习有效咳嗽：在床上平卧位，深吸气后，利用腹肌用力咳嗽，将深部的痰液充分咳出，不仅可以预防肺内感染，还有利于肺的膨胀。

（3）饮食准备

1）手术前几日，患者应进食高蛋白、高能量、高维生素，又易消化的饮食，如瘦肉、奶制品、豆制品、鱼虾类以及新鲜蔬菜和水果。

2）手术前 12 小时开始禁食，手术前 5～6 小时禁水。

3）进食困难者，应给予静脉补充液体和营养。

（4）练习床上大小便：仰卧于床上，再用手掌轻轻压迫下腹部（膀胱部位），增加腹压，以利排便和排尿，以避免手术后排便不畅或不习惯于床上排尿而导致尿潴留。

（5）完成各项检查：患者于手术前应配合医护人员做好各项检查，如X线胸片、心电图、肺、肝、肾功能检查、血常规、出凝血时间测定、血型、血小板计数等。

（6）皮肤过敏试验：根据麻醉及术后可能的需要，应做青霉素皮试、普鲁卡因皮试及先锋霉素皮试。

（7）备皮：手术区皮肤准备，患者应配合护士正确备皮，防止剃破皮肤而招致感染。

（8）个人卫生清洁：术前1日要洗澡或擦澡，并及时更换清洁棉质内衣，期间注意防止受凉。

（9）保证睡眠：保证手术前晚有足够的睡眠，失眠者可口服地西泮2.5～5mg，有利于睡眠。

（10）手术前的准备

1）测量体温、脉搏、呼吸、血压。

2）患者应于术前排尿，避免术中排尿，估计手术时间超过4小时者可在麻醉后行留置导尿管。

3）置入胃管，行胃肠减压。

4）术前用药，如苯巴比妥、阿托品，以镇静、抑制呼吸道分泌物、恶心和呕吐等作用。

（11）医患配合：患者要以顽强的意志、平静的心态进入手术室，让医生配合你打赢这场“生与死”的战斗。而信心是战无不胜的法宝。

3. 肺癌患者术后家庭护理

肺癌患者术后护理主要由专业护士进行特殊护理，而患者家属和亲友应积极配合护士做些辅助护理，有利于提高护理质量，促进患者早日康复。

（1）患者返回病室：在搬运患者至病床时，应注意保持平衡、安全，严防各种引流管、插管等牵拉、脱出，防止输液部位针头脱出血管引起肿胀。

（2）注意体位：全麻患者未清醒之前应保持平卧位，头偏向一侧，以防呕吐物阻塞呼吸道而发生窒息，患者清醒后应予以半坐位。

（3）注意保暖，防止意外损伤：全麻未清醒前患者常有烦躁不安的症状，应由家属看护，以防坠床，如发现呼吸不畅时，应立即报告医护人员及时处理，以免窒息。

（4）密切观察体征变化：留心观察切口处有无大量渗液、渗血，并注意引流液的颜色、性质及量，如发现异常，及时报告医生处理。

（5）鼓励排痰，促进肺膨胀

1）拔除气管插管后，患者病情稳定者，每2～3小时扶起拍背，患者应进行深呼吸，并做有效咳嗽。

2）术后第1日起，每日坐起3次，每次30分钟，并做深呼吸运动。

3）痰液黏稠者，可应用雾化吸入，每日2次，并口服祛痰药，如祛痰灵、沐舒坦等。

4）切口疼痛者，可适当应用镇痛药物，以减轻疼痛，有利于咳嗽排痰。

（6）加强营养，增强抵抗力：术后仍应进食高蛋白、高能量、高维生素饮食。

1）拔出胃管后，一般可进食豆浆、牛奶、鸡蛋羹。

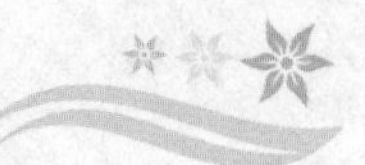

2）手术2～3天后，可进食稀饭、面条、馄饨、麦片粥等。

3）手术5日后，可进食普通食物，如米饭、馒头、面包、点心、瘦肉、鱼虾、蛋类、豆制品、动物肝脏、新鲜蔬菜和水果。

（7）加强锻炼，促进康复

1）帮助患者活动上肢，练习胸、臂肌肉的松弛作用。

2）手术后患者应做头部前后、左右及旋转运动。

3）切口拆线愈合后，上半身应做前倾及左右侧弯运动。

4）患者可起立时，应经常举起上肢做旋转运动、左右交替。

5）患者拔出胸管后，家属可帮助患者在室内外自由散步，并逐渐增加活动量。

（8）心理护理：在我国，癌症患者家属往往主动请求医生向患者隐瞒真相，这种做法是有害无益。现在的中老年人都有较高的文化层次，隐瞒真相只能是短时的或根本瞒不过去。

而在美国，医生更主张告诉患者真相，但在临床分期等细节方面给予美丽的“欺骗”，在与患者交谈中以“肺部肿瘤”一词替代，反对应用“肺癌”这一令人生畏的术语，这样可以得到患者的真情合作，使治疗顺利进行。

肺癌术后的心理护理是术前护理的继续，要使患者积极主动面对现实，保持乐观情绪，愉快地接受综合治疗，使患者从一种盲目的消极迷惘失望中解脱出来。

（9）注意观察有无并发症发生

1）肺不张：多因呼吸道分泌物阻塞所致。因此要做好呼吸道护理，并采取患侧抬高卧位。

2）支气管胸膜瘘：多发生于术后1周，患者出现发热、咳嗽、痰中带血、呼吸困难，应及时诊治。

3）脓胸：患者出现发热、胸痛、咳脓痰等，应选用有效的抗生素治疗，并施行胸腔闭式引流。

4）喉返神经损伤。患者出现声音嘶哑，应请医生积极治疗。

（10）医院随访：患者手术后应按时到门诊复查胸部X线，可及时发现病情进展情况。进行术后放疗或化疗者，也应及时复查血象，如发现异常，应及时治疗。

4. 肺癌术后的功能锻炼

肺癌的手术创伤大，手术时间长，术中又常有循环与呼吸功能紊乱，术后并发症也较多。术后若能及时做功能锻炼，不仅可以减少或预防并发症的发生，也有利于早日康复。术后应做以下功能锻炼。

（1）举手运动：取坐位或立位姿势，面对着墙上体保持正直，两只手放在墙上与肩同宽，然后慢慢沿墙上举，直至肩部达到正常（术前）高度，停2～3分钟，并做3～5次深呼吸，再慢慢将手沿墙壁放下，每日做2次，每次时间不限。

手术后早期坚持上肢举手运动，可以防止上肢肌肉痉挛，影响日后手臂正常功能；可以扩胸，防止肺不张或肺内感染；改善胸部血液循环，促进胸部切口愈合。

（2）头部运动：取坐位或立位，两手自然下垂。

1）转头运动：头按逆时针方向旋转10圈，然后，再按顺时针方向旋转10圈。

2）摆头运动：头部由前方向左侧摆90°后再转向前，然后，向右侧摆90°后再转向前方，如此反复5～6次。

3）仰屈运动：头向后仰，再还原，再向前倾，如此反复5～6次。

4）颈伸屈运动：颈带动头，向前上方伸展，经前下方再后屈收回，反复4次，然后，再由前下方，前上方反方向伸屈颈4次。

5）仰头运动：两手十指交叉托位后枕，头颈后仰10次，然后下巴向上突出，头部左右摇动10次。

多做头部运动可以疏通头颈部经络、血管及神经之功效，防止因手术导致颈部肌肉痉挛，供血减少；也有利于提高胸部血液循环，加速胸部切口的愈合。

（3）旋转健身运动

1）耸肩：自然坐姿或站立，身正腰直，双目微闭，在吸气的同时，双肩先从后边向上抬起，再向前、向下、向后做旋转运动10次，接着再反方向旋转10次。

2）双臂划圈：自然站立，如同跳绳动作，正方向划圈10次，反方向划圈10次，然后再换另一只手做同样动作各10次。

此运动可防治肩部肌肉挛缩，增加肺活量，预防肺不张，促进肺功能的恢复。

（4）扩胸运动：屈肘胸前，两臂用力向侧后方振，用力扩胸。每日做 2 次，每次 1～2 个八拍。早晚各 1 次为佳。可促进胸部肌肉收缩和舒张，增加肺活量和肺泡功能，有力代偿切除肺叶。

(5) 体侧运动：体侧运动取站立姿势。

1) 拍向左横跨半步，两臂侧平举。

2) 拍左手叉腰，右臂直臂上举头右侧，做振臂体左侧屈，振臂侧屈要有弹性，头也要随之侧屈。

3) 拍用振臂体右侧屈 1 次。

4) 拍两臂经体侧，还原成预备姿势。

5) 5～8 拍方向向右。

体侧运动有利锻炼上肢肌肉、胸部肌肉的收缩和弛缓功能，提高胸部运动，增加肺活量，促进肺部血液循环和气体交换，以达到预防术后肺不张的目的。

5. 肺癌术后肺不张的防治

近年来，随着医疗技术的不断提高，手术后并发症已明显减少。肺癌患者手术后的各种并发症轻重程度和严重性可有很大差异，但都影响患者康复，甚至使手术失败或患者死亡，因此积极防治极为重要。

(1) 发病原因

1) 肺癌患者多为 40 岁以上的中老年人，男性患者约有 90%以上的人常年吸烟，患有慢性支气管炎或伴有不同程度的肺气肿，肺功能减低或呼吸道分泌增多。

2) 手术时、手术后早期由于受凉、感冒继发呼吸道感染而导致咳嗽、咳痰。

3）手术中由于手术的操作，使肺脏受到较长时间的挤压和牵拉及手术切除，对肺脏造成不同程度的损伤和刺激。

4）手术时采用吸入性麻醉药等，对支气管黏膜刺激性较大而导致呼吸道分泌物增加。

5）麻醉过程中的气管插管对气管黏膜造成损伤，而引起支气管炎、支气管肺炎易导致肺不张。

6）手术后患者因切口疼痛，或因仰卧位，或因胸部包扎过紧，限制了深呼吸和咳嗽动作，支气管内的痰不易排出，易阻塞支气管。

7）由于麻醉前准备不足或术后处理不当，手术后发生呕吐和吸入。

8）手术中或手术后未能及时补充液体，机体脱水而导致呼吸道内痰液黏稠不易咳出。

9）老年体弱者，由于手术的损伤，使患者体力不支，无力咳痰而在气管内潴留。

以上因素均可导致支气管腔发生完全性梗阻，致使空气不能进入肺泡，肺泡内的气体被组织所吸收，肺泡内压力降低，肺泡壁收缩而造成肺不张。

（2）临床表现

1）患者因缺氧而出现呼吸加快，脉搏增速，甲床、口唇苍白，皮肤发绀。

2）严重者出现呼吸困难。

3）患侧呼吸音减弱或消失，叩诊呈浊音或实音。

4）肺部发生感染时，可出现体温升高、出汗、血压下降。

5）外周血白细胞总数和中性粒细胞均升高。

6）纵隔向患侧移位，患侧膈肌升高。

7）胸部X线片可见心脏、气管移位。

8）上述表现的程度与患者肺不张的范围、患者的呼吸、循环系统代偿功能有直接关系。

9）发生肺不张之前，患者多有痰稠且不易咳出的表现。

10）患者有时仅因不大一块稠痰便可引起范围很大的肺不张，患者可突然出现呼吸加快的表现。

（3）预防

1）有吸烟习惯的患者，确诊肺癌后应立即戒烟，不仅可以预防术后肺不张，更有利于防止术后肺癌复发或转移，有利于减少呼吸道的分泌物。

2）手术前和手术后加强口腔卫生，坚持每日刷牙，饭后漱口，可防止呼吸道感染。

3）手术前练习深呼吸，学会腹式呼吸，以便术后能坚持进行腹式呼吸，有利于增进吸气功能，防止肺不张。

4）手术后要积极防止呕吐物的吸入，呕吐时应采取头侧位，并及时清洁口腔。年老体弱者应采取侧卧位，以免呕吐物吸入气管发生窒息。

5）手术时尽可能不选用对支气管黏膜刺激性大的吸入麻醉，可减少气管内大量分泌物。

6）手术中随时吸出气管内的分泌物。

7）手术后适当应用镇痛药，鼓励患者多做深呼吸，并早期活动，可预防肺不张。

8）家属要协助患者做有效咳嗽，及时咳出痰液。

9）手术时和手术后早期注意保暖，防止受凉、感冒，

谢绝探视，以防交叉感染。

10）全身麻醉后未清醒的患者宜采取平卧位，并由专人特殊护理，随时吸出口腔分泌物，以防止误吸入气管。

(4）治疗：肺不张是由于支气管阻塞的结果，而治疗的首要目标就是设法解除支气管的阻塞。

1）患者要积极主动进行深吸气运动，可以解除支气管阻塞。

2）患者要进行有效的咳嗽，即深吸一口气，用力咳嗽，将支气管内稠痰咳出，家属也要协助患者咳嗽、咳痰，用双手轻轻压住切口，再做有效咳嗽。

3）患者体弱无力咳嗽时，可用橡皮导管插入气管，激发咳痰或做吸痰。

4）患者痰液过于黏稠不易咳出时，可应用蒸气吸入，超声雾化器或口服氯化铵等，以稀释痰液，易于咳出。

5）患者痰量持续过多时，可采用气管镜吸痰。

6）家属应协助患者多翻身，或拍背，使肺不张的肺重新膨胀。

7）采用上述方法无效时，可考虑做气管切开术，以利吸出痰液。

8）已发生感染者，应及时做痰液细菌培养及药物敏感试验，以选择强有力的抗生素治疗。未明原因的感染常用庆大霉素加哌拉西林等。

9）给予高蛋白、高能量、高维生素饮食，如肉类、蛋类、奶类及新鲜蔬菜和水果，以增强机体抗病能力，促进早日康复。

10）有条件者可输注新鲜全血或人血白蛋白或球蛋白，以增强机体抵抗力，防止或控制感染。

6. 细胞动力学和化学药物的分类

有些分化程度低的肺癌，尤其是小细胞肺癌，化学药物治疗疗效较好，即使晚期非小细胞肺癌，化学药物治疗也能取得较好的疗效。为此，我们必须了解和掌握细胞动力学和化学药物的分类。

细胞动力学主要是研究细胞群体的增生、分化、成熟及死亡的动态过程及多种因素的干扰反应。

肿瘤的化学药物治疗与细胞动力学有密切关系，利用正常细胞与肿瘤细胞生物学特征的差异，可提高化学药物治疗效果，减少不良反应。

（1）细胞周期：细胞从一次分裂结束到下一次分裂结束称为细胞增殖期。它分为分裂期（M 期）和分裂间期（静止期）（图 10）。

1）M 期：丝状分裂期，即有丝分裂期。细胞进行有丝分裂，癌细胞分裂为两个子细胞，此期时间为 1～2 小时。

2）静止期：分为 G_1 期、S 期和 G_2 期。

① G_1 期。为 DNA（脱氧核糖核酸）合成前期，此期细胞可成为终末细胞、休止细胞和继续增殖细胞。休止期即 G_0 期，仅在获得调控信息需增殖时才进入增殖周期，通常通过调节 G_0 期细胞量及停留时达到动态平衡。

继续增殖细胞（如骨髓细胞、胃肠黏膜细胞及肿瘤细胞），不断离开 G_1 期进入增殖期。

G_1 期长短在不同种类的癌细胞差异很大，可由数小时至数日不等。

② S 期。即脱氧核糖核酸（DNA）合成期。是 DNA 进行复制的时期，此期的 DNA 含量成倍增加。S 期波动在 2～30 小时之间，通常为十几小时。

③ G_2 期。丝状分裂前期，又即 DNA 合成后期。此期 DNA 合成已结束，正在进行细胞分裂的准备工作，此期时间为 2～3 小时。

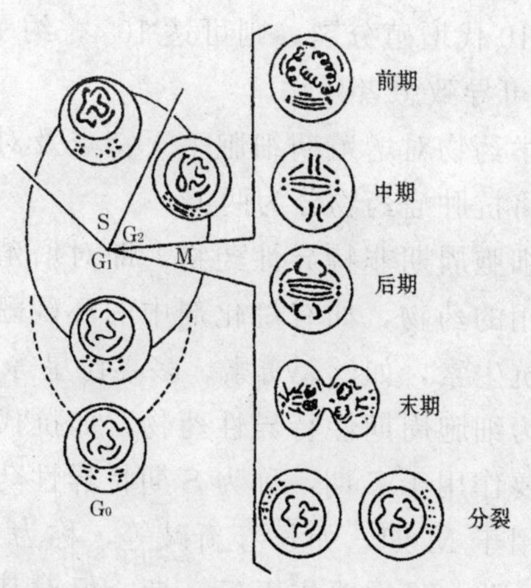

图 10　细胞周期和分裂的各个阶段

M 期结束后，两个子细胞可以再继续进行增殖而进入 G_1 期，也可进入暂时静止状态的 G_0 期，或成为无增殖能力的细胞。

（2）肿瘤的形成与治疗：肿瘤组织中含有三群细胞。

1）G_0 期细胞（即休止期细胞）群：是肿瘤的后备细

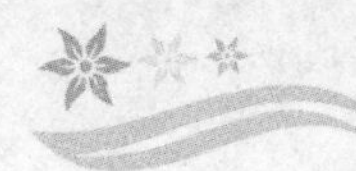

胞，有增殖能力但暂不进入细胞周期，当增殖期细胞被抗癌药物杀灭后，它即可进入增殖期。休止期细胞群对化学药物敏感性低，是肿瘤治疗中复发的根源。

2）无增殖能力细胞群：即为不进入分裂的终细胞，通过分化、老化而死亡。在肿瘤组织中此类细胞很少，在化学药物治疗中无临床意义。

3）增殖细胞：其中有增殖能力强的多能干细胞，具有自我更新及增殖分化能力。10^9 瘤细胞约 $1cm^3$ 大小，重 1.0g，再经 10 代增殖分裂，则可达 10^{12}，约 $100cm^3$ 大小，重达 10kg，可导致患者死亡。

根据化学药物对增殖期细胞杀灭特点及对细胞周期作用的时期，将抗肿瘤药物分为两类。

一类为细胞周期非特异性药物，即对增殖细胞及非增殖细胞有作用的药物，如有烷化剂中的环磷酰胺、罗莫司丁及抗肿瘤抗生素，如丝裂霉素、多柔比星等。

另一类为细胞周期性特异性药物：如抗代谢药物中的巯嘌呤等主要作用于 S 期，称为 S 期特异性药物；另一些药物主要作用于 M 期，如长春新碱等，称为 M 期特异性药物。还有一些，虽主要作用于 S 期，但对其他时期的细胞也有作用，如 5-氟尿嘧啶。

7. 肺癌的化学药物治疗

肺癌的化学药物治疗，简称化疗。小细胞肺癌对化学药物有高度的敏感性，有很多化学药物均可提高小细胞肺癌的缓解率。因此，化疗已成为治疗小细胞肺癌的主要方法。

肺癌的化学药物治疗的临床意义如下。

（1）肺癌患者在确诊时，有70%以上的患者已经超越了手术切除的范围，且有50%患者已出现转移，因此绝大部分患者只能用化学药物治疗或采用综合治疗方案。

（2）化学药物治疗能改善晚期非小细胞肺癌患者的临床症状，延长生命，提高生活质量，且化学药物治疗优于最佳的支持治疗。

（3）新化学药物联合化疗优于老药联合化疗，如紫杉醇、多西紫杉醇、吉西他滨、依立替康、长春瑞滨等，联合化疗治疗晚期非小细胞肺癌疗效明显优于传统的化疗方案。

（4）术前辅助化疗，也称为新辅助化疗，即通过化疗减少围术期的微小转移灶，缩小肺癌肿块体积使手术容易切除。而手术并发症和死亡率并没有因术前化疗而显著增加，但也有认为右肺切除术的患者术前化疗会增加手术风险。

（5）术后辅助化疗，术后化疗的患者生存期和无病生存期都显著优于单纯手术组。但有报告指出，术后应用烷化剂的疗效比单纯手术的疗效差，术后应用烷化剂化疗者死亡危险性增加15%，5年生存率下降5%。而应用含顺铂的化疗方案进行术后化疗，其疗效优于单纯手术。

（6）非铂类化疗方案进行化疗可以取得与铂类化疗方案相同的疗效，且患者不良反应减少。

（7）小细胞肺癌联合化疗的有效率为56%～78%，甚至高达100%。

（8）非小细胞肺癌联合化疗的有效率为25%～50%。较过去有明显提高。

（9）对于癌性胸腔积液者，可在抽液后胸腔内注入化学药物，以控制胸腔积液。

8. 治疗肺癌常用的化学药物

化学药物对小细胞肺癌有高度反应性，有很多化学药物能提高小细胞肺癌的缓解率。

近10年来，对非小细胞肺癌的新化学药物也优于老药，绝对缓解率明显提高，不良反应也较老药明显减轻。

治疗肺癌常用的化学药物有以下多种，现将不良反应及注意事项列出，以供参考。

（1）鬼臼乙叉苷（足叶乙苷，VP-16）

【不良反应】

1）消化系统反应：用药后患者出现恶心、呕吐、食欲缺乏，严重者可出现水样腹泻，剧烈呕吐等。

2）循环系统反应：用药后患者可出现心悸、气促、头晕，低血压和静脉炎等。

3）骨髓造血功能抑制：于用药后2～3周可出现外周血白细胞减少，血小板减少，严重者可出现三系血细胞减少（白细胞、血小板及红细胞均减少）。

4）静脉推注或静脉滴注时，若药液外漏血管外者可引起局部组织破溃、坏死或感染。

5）该药常引起患者脱发，但停药后可长出新发。

【注意事项】

1）静脉滴注速度不可过快，否则易引起低血压，或诱发心绞痛。

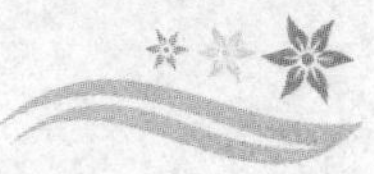

2）该药不能作为胸腔、腹腔内用药。

3）该药不可用葡萄糖溶液稀释，因为用5%葡萄糖稀释后极不稳定，且易形成沉淀。

（2）环磷酰胺（CTX）

【不良反应】

1）消化系统反应：用药期间可出现食欲缺乏、恶心、上腹部不适，大剂量用药者可引起呕吐反应。

2）骨髓造血功能抑制：患者在用药后2～4周可出现白细胞减少，相继出现血小板减少，大剂量用药者也可引起三系血细胞均减少，且恢复较慢，严重者可导致再生障碍性贫血。

3）脱发：患者多在用药后3～4周出现脱发，但停药后毛发可再生。

4）出血性膀胱炎：患者在用药期间，尤其在大剂量注射后，可出现尿频、尿急、尿痛、少尿、血尿和蛋白尿等，为该药特有的毒性反应。

【注意事项】

1）该药无局部刺激作用，不引起外漏处局部坏死和静脉炎。

2）该药可致肝功能损伤，故对原有肝病者应慎用。

3）少数患者在用药期间可出现头晕、不安或幻视反应。

4）该药应避免高热及日光照射。

（3）5-氟尿嘧啶（5-Fu）

【不良反应】

1）消化系统反应：患者在用药期间出现食欲缺乏、恶心、呕吐、口腔黏膜糜烂、破溃、发炎、食管炎、胃炎、腹痛、腹泻，严重者可出现血性腹泻，肠麻痹和食管炎同时发生。

2）骨髓造血功能抑制：患者在用药期间可出现白细胞、血小板相继减少，严重者可现三系血细胞减少，而并发严重感染、出血及贫血，严重者可继发败血症，预后多不良。

3）局部刺激：应用该药时可引起局部静脉炎。注射液漏于血管外后可引起局部组织坏死、破溃和剧烈疼痛。

4）脱发：患者用药后可引起脱发。

【注意事项】

1）5-氟尿嘧啶毒性反应较大，且较严重，出现以下情况之一者应减量。①应用该药后，患者的一般情况较用药前为差，患者营养情况下降者。②肝功能受损严重有黄疸者。③化疗前曾接受大面积照射者。④有广泛肺转移者。⑤曾多次应用化疗者。

2）在用药期间，出现以下情况之一者，应停止用药。①出现腹泻，每日达5次以上或出现有血性腹泻者。②骨髓造血功能明显受抑制者，白细胞在 $3.0\times10^9/L$ 以下，血小板在 $80\times10^9/L$ 以下或血象急剧下降者。③用药期间出现神经系统症状，如步态不稳，平衡能力下降者。④患者在用药期间出现口腔黏膜广泛糜烂、破溃、出血或感染者。

（4）丝裂霉素C（MMC）

【不良反应】

1）消化系统反应：该药消化系统反应较轻，主要有食

欲缺乏、恶心、呕吐，严重者可出现腹泻及口腔炎等。

2）骨髓造血功能抑制：患者在用药期后 2～3 周相继出现白细胞及血小板减少，严重者也可出现三系血细胞均减少，而表现为发热、出血或贫血，后者恢复较慢。

3）注射部位可发生静脉炎，药物漏于血管外者可引起局部组织坏死，破溃及感染，愈合较慢。

4）部分患者可出现肝、肾功能损害、脱发、全身乏力等不良反应。

【注意事项】

1）肺癌患者在行胸腔内注射该药后可出现化学药物性胸膜炎反应，表现胸痛、呼吸短促，咳嗽时胸痛加重，但多于 3～5 天消失。

2）该药溶解后需要在 4～6 小时应用。

3）该药若与维生素 C、维生素 B_1、维生素 B_6 等配伍静脉应用时，可致该药疗效显著下降。

（5）多柔比星（ADM）

【不良反应】

1）消化系统反应：患者在用药期间出现食欲缺乏、恶心、呕吐、口腔炎、食管炎、胃炎等不良反应。

2）骨髓造血功能抑制：有 60%～80%的患者在用药期间出现白细胞减少，血小板减少，严重者可出现三系血细胞均减少，而表现为出血、感染及贫血。

3）心脏毒性反应：有 20%～30%的患者出现心脏毒性反应，表现为心律失常，心包炎、心肌缺血及慢性心肌病或急性心力衰竭。该药引起的心脏毒性反应与用药剂量及给药方案无关，因此，一般不影响用药。

4）脱发：有100%的患者在用药期间均出现程度不同的毛发脱落现象，但停药后毛发可重新生长。

5）局部刺激：注射局部可出现疼痛，如有药液漏于血管外可引起局部组织坏死、破溃、感染，长期不易治愈。

【注意事项】

1）严格掌握用药剂量，总量不应超过 $400mg/m^2$。

2）该药所致心脏损害多出现在停药后1～6个月（平均为2.5个月），因此，化疗后应注意随访，以便早期发现，早期防治。

3）应用该药的患者尿液可呈红色，并非血尿，应注意与血尿鉴别。

（6）罗莫司丁（环己亚硝脲，CCNU）

【不良反应】

1）消化系统反应：患者在用药期间可出现食欲缺乏，恶心、呕吐，上腹部不适，严重者可出现腹泻。

2）骨髓造血功能抑制：患者在用药后2～3周可出现白细胞、血小板减少，并伴有发热、出血现象，严重者可出现三系血细胞均减少。

3）肺脏损害：患者在用药期间可出现咳嗽、咳痰、呼吸急促，严重者可导致肺纤维化。

【注意事项】

1）该药与一般烷化剂无交叉耐药性，如对环磷酰胺，则无交叉耐药性，但与卡莫司汀有交叉耐药性。

2）该药放置冰箱密封、避光保存。运送时需装在冰盒

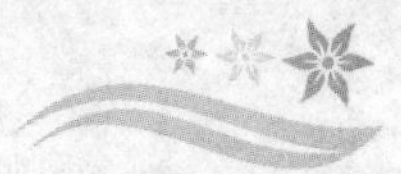

中，以免失效。

（7）顺铂（顺氯氨铂，DDP）

【不良反应】

1）消化系统反应：患者在用药期间出现食欲缺乏、恶心、呕吐、腹泻、腹痛等。一般于用药后1～2小时即可发生，持续4～6小时或更长，但多在停药2～3日后逐渐消失。严重者可持续1周以上。

2）骨髓造血功能抑制：患者在用药后1～2周，首先出现白细胞减少，尤其多见于该药剂量超过每日100mg/m^{2}时，相继出现血小板减少，若用药剂量过大者或患者敏感者，可出现三系血细胞减少。后者恢复较慢。

3）听神经毒性反应：主要表现为耳鸣、耳聋、头晕，严重者可出现不可逆的听力丧失。

4）肾脏毒性反应：主要表现为血尿、血清肌酐、血尿素氮增高，常发生于用药后7～14天，且与用药剂量有关。

5）肝脏和心脏毒性反应：少数患者于用药期间和用药后出现转氨酶升高和心肌受损表现，心电图示心肌缺血改变。

【注意事项】

凡出现下列情况之一者，应停止用药。

1）外周血白细胞低于3.0×10^9/L者。

2）外周血血小板低于75×10^9/L者。

3）消化系统反应严重者，如持续恶心、呕吐者。

4）出现肾脏毒性表现者，如尿中白细胞10个/高倍视野以上、红细胞5个/高倍视野以上或管型5个/高倍视野

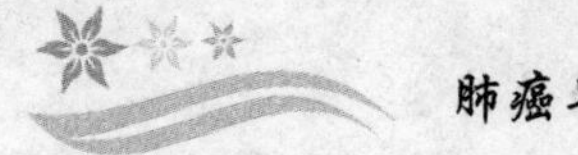

以上者。

5）血肌酐或血尿素氮明显升高者。

6）既往患有肝肾疾病和耳科疾病者。

7）用药期间应鼓励患者多饮水，并给予静脉输液以便利尿，可减轻毒性反应。

(8) 卡铂（碳铂，CBP）

【不良反应】

1）消化系统反应：主要表现有食欲缺乏，恶心、呕吐较轻。

2）骨髓造血功能抑制：患者用药 2～3 周后，血小板开始下降，相继出现白细胞减少，多在停药后 1 个月左右开始恢复，但血小板恢复较慢，用药剂量较大者也可出现三系血细胞同时或相继减少。

【注意事项】

1）该药局部有一定的刺激作用，因此最好将药物溶于5%的葡萄糖溶液中快速滴注。

2）该药应在室内避光保存。

(9) 长春花碱酰胺（长春地辛，VDS）

【不良反应】

1）消化系统反应：消化系统不良反应较轻，主要表现为食欲缺乏、恶心，偶有呕吐。

2）骨髓造血功能抑制：患者于用药后出现白细胞减少，多见于用药后 2～3 周时发生，严重者也可出现血小板减少。三系血细胞同时减少者少见。剂量过大者可出现贫血。

3）神经毒性反应：患者在用药后 2～4 周时出现神经

毒性反应，主要表现有感觉异常，深部腱反射消失或减弱，常伴肌肉疼痛，肌无力，停药后上述症状可逐渐恢复。

4）脱发：患者在用药期间可出现脱发，随用药剂量的累积脱发也加重，但停药后可长出新发。

5）局部刺激：局部注射部位可发生静脉炎，如有药液外漏时引起局部坏死、破溃、化脓及发热等。

【注意事项】

1）该药毒性反应相对较轻，但神经毒性反应较常见，应在用药期间密切观察。

2）该药应在冰箱内贮存，经0.9%氯化钠注射液稀释后可在室温中放置24小时。

（10）甲氨蝶呤（氨甲蝶呤，MTX）

【不良反应】

1）消化系统反应：患者于用药后1～2天出现食欲缺乏、恶心、呕吐、口腔黏膜糜烂、溃疡、感染，上腹部不适、疼痛、反酸、腹泻，便血等。

2）骨髓造血功能抑制：患者在用药后2～3周时可出现白细胞减少，继而发热、感染，并可出现血小板减少，而致皮肤、黏膜出血。严重者可出现三系血细胞均减少，而致不同程度贫血。停药后恢复较慢。

3）肝、肾功能损伤：患者在用药期间可出现转氨酶升高和黄疸，血尿及血尿素氮升高。

4）脱发：患者用药后即可出现脱发，且随药物剂量的累积脱发也加重。

5）少数患者在用药期间出现皮炎、皮疹、色素沉着、头痛和发热。

【注意事项】

1）在应用该药前后，必须补充大量液体并使尿液碱化，以促进药物排出。

2）在用药期间避免进食酸性食物，以免增强药物毒性反应而致死。

3）应避免连续滴注，以免增强药物毒性作用。

4）患者已有肝肾功能不全者应禁用，以免增加毒性反应。

5）停药后仍需定期观察血象变化，因为停药后仍有血象继续下降趋势，甚至发生再生障碍性贫血者，可早期发现，早期治疗，预后较好。

6）该药应避光保存，以防失效。

（11）噻替派（TSPA）

【不良反应】

1）消化系统反应：一般较轻，患者用药后1～2日即出现食欲缺乏、恶心、呕吐、腹痛、腹泻。

2）骨髓造血功能抑制：患者在用药后1～3周，先后出现白细胞减少、血小板减少，严重者可出现三系血细胞均减少，极少数患者用药后可导致化学药物性再生障碍性贫血。单纯白细胞减少于停药后可逐渐恢复。血小板恢复较慢。再生障碍性贫血者恢复较难。

3）少数患者可出现发热、皮疹等不良反应。

【注意事项】

1）严格掌握用药剂量，不可用量过大，以免发生严重

毒性反应。

2）用药期间应定期观察血象变化，及时采取防治措施。

3）该药应用前用灭菌注射用水稀释后应用，稀释后如出现混浊，即应弃去，不得使用。

（12）长春新碱（VCR）

【不良反应】

1）消化系统反应：患者于用药期间出现食欲缺乏、恶心、呕吐、腹痛、腹泻、口腔黏膜溃疡等。

2）骨髓造血功能抑制：患者多于用药后2～6周先后出现白细胞、血小板减少，严重者也可出现三系血细胞均减少。

3）神经系统反应：患者在用药期间出现四肢远端麻木、剧痛、肌肉震颤，腱反射减弱或消失，也可出现头痛，精神抑郁等症。

4）局部刺激：应用该药时注射部位可出现静脉炎，药液漏于血管外可引起局部坏死、破溃、感染、化脓，不易愈合。

5）脱发：于用药后即出现不同程度脱发，停药后即可长出新发。

【注意事项】

1）单一用药治疗肺癌时，缓解率较低，需与其他抗肿瘤药物联合应用。

2）应用该药时，需用0.9%氯化钠注射液稀释后静脉滴注。

3）严防药液漏于血管外。

4）该药应避光密封，并应在10℃以下保存。

5）应密切观察神经毒性反应，严重者应停止用药。

9. 对非小细胞肺癌有效的新药

1995年已明确证实含有铂类的化学药物治疗，能改善晚期非小细胞肺癌的临床症状，延长生命，提高生活质量。且再次证明化疗优于最佳支持治疗。

20世纪90年代对非小细胞肺癌有效的新联合化疗方案优于老药联合化疗方案，常用的新药如下。

（1）紫杉醇（泰素，紫素，PAX）

【不良反应】

1）骨髓造血功能抑制：以200～250mg/m^2的剂量连续滴注24小时，可出现中性粒细胞低于1.0×10^9/L。中性粒细胞减少症几乎100%为应用本药共有的反应，以后也可出现血小板减少，严重者可出现三系血细胞均减少，白细胞减少症通常在5～10日后恢复正常。

先应用顺铂的患者更易发生严重的骨髓抑制，因为顺铂可使紫杉醇清除率降低33%。

2）神经系统毒性：当24小时滴入本药剂量超过200mg/m^2时，几乎都会发生神经系统毒性反应，主要表现为呈手套和短袜状分布的四肢麻木、刺痛或烧灼感或感觉障碍。

3）过敏反应：患者出现全身性荨麻疹、潮红、皮疹、血管神经性水肿等。

4）心脏毒性：患者用药期间出现心动过缓、心律失常、传导阻滞，甚至发生心肌梗死。

5）消化系统反应：患者多有食欲缺乏、恶心、呕吐、腹泻、口腔炎、转氨酶升高等。

【注意事项】

1）用药前14小时及7小时各服地塞米松20mg，以预防或减轻过敏反应。

2）用药前30分钟静脉注射西咪替丁300mg，肌内注射苯海拉明40mg，以预防本药毒性反应。

3）静脉输液前必须用5%葡萄糖液稀释，稀释液终浓度为0.3～1.2mg/ml，稀释后，缓慢旋转瓶子以使其分散溶解，不可摇动，并使用专用聚乙烯输液装置。

4）药液不得外渗，以免发生组织坏死、静脉炎。

5）肝功能减退者应慎用。

（2）多西紫杉醇（泰素帝，DTX）

【不良反应】

1）骨髓造血功能抑制：白细胞减少（55%），血小板减少（12.9%），贫血者（85.5%）。

2）系统反应：恶心、呕吐（45%），腹泻（40%），便秘（12%），口腔炎（34%），肝功能受损（12.9%）。

3）其他不良反应：肌肉关节痛（27%），过敏反应（25%），感染（21%），发热（17%），液体潴留（13%），头痛（11%），感觉障碍（5%）。

【注意事项】

1）本药与鬼臼乙叉苷、环磷酰胺、5-氟尿嘧啶有协同作用。

2）本药与多柔比星、顺铂无协同作用。

3）用药前预先给予苯海拉明 40mg，口服；或地塞米松 20mg，口服，可预防或减轻不良反应。

4）本药易溶于水，所以不用特制胶管。

（3）吉西他滨（健择）

【不良反应】

1）骨髓造血功能抑制：患者用药后白细胞减少（1%），血小板减少（0.2%）及贫血（少见）。

2）消化系统反应：约有 30%的患者出现恶心、呕吐，20%的患者需要对症治疗，约有 60%的患者出现转氨酶升高，无须特殊治疗，6%有便秘，8%有腹泻，7%有口腔溃疡与红斑。

3）肾脏毒性：约有 50%的患者出现轻度蛋白尿和血尿。但多无临床症状。

4）过敏反应：皮疹（25%），瘙痒（10%），呼吸困难（＜10%），支气管痉挛（＜5%）。

5）其他反应：流感样表现（20%），脱发（13%），嗜睡（10%）。

【注意事项】

1）用药期间应定期检查患者血象及肝肾功能，可早期发现异常，早期治疗。

2）给患者输注药液的时间不可延长太久，以免增加药物毒性作用。

3）本药只能用生理盐水稀释，即 5ml 生理盐水稀释本药品 200mg，或 25ml 生理盐水稀释本药品 1 000mg，且应振摇加速溶解。

4）本药与铂类药物，异环磷酰胺、长春花碱酰胺、丝裂霉素 C 等药物，具有协同的细胞毒作用。

（4）长春瑞滨（去甲长春花碱，诺威本，NVB）

【不良反应】

1）骨髓造血功能抑制：白细胞减少，主要是粒细胞减少，中度贫血，可有发热、出血等。

2）周围神经毒性反应：四肢感觉障碍，深反射减退，下肢无力。

3）消化系统反应：主要表现为便秘，偶见恶心、呕吐。

4）其他反应：脱发、静脉炎、肝功能损伤、呼吸困难、支气管痉挛等。

【注意事项】

1）用药期间密切观察血象变化，可早期发现白细胞减少或贫血，有利于早期治疗。

2）药液应避免渗于血管外，以免引起组织坏死。

3）本药必须用生理盐水稀释至 50ml，并于 6～10 分钟内静脉输入，然后用生理盐水 250～500ml 冲洗静脉。

4）应严格避免药液不慎侵入眼睛，以免导致角膜溃疡。

10. 晚期非小细胞肺癌的化疗进展

第 38 届美国临床肿瘤学年会上有关晚期非小细胞肺癌化疗进展简介如下。

（1）新药与铂类药物联合治疗优于单一新药治疗

1）单药紫杉醇与PC（紫杉醇卡铂联合）方案比较

①单药紫杉醇：每次225mg/m²，静脉滴注，每21天重复1次。

②PC方案（紫杉醇与卡铂联合）

紫杉醇：225mg/m²，第1天，静脉滴注。

卡铂：AUC=6，第1天，静脉滴注。

每21天，重复1次。

全组共有584例Ⅲ期非小细胞肺癌患者，在可评价561例中，总有效率分别为17%和29%（$P<0.0001$），中位随访9.7个月，无失败生存为2.5个月和4.6个月（$P=0.0002$），中位生存期为6.7个月和8.8个月（$P=0.023$），1年生存率为33%和37%（$P=0.20$），Ⅲ/Ⅳ度中性粒细胞下降为32%和62%（$P<0.001$）。

作者认为，联合化疗优于单药治疗，能提高缓解率。

2）单药吉西他滨与吉西他滨和卡铂联合方案比较

①单药吉西他滨：1 250mg/m²，静脉注射，第1、8天。每21天重复。

②吉西他滨联合卡铂。

吉西他滨：1 250mg/m²，静脉注射，第1、8天。

卡铂：AUC=5，静脉注射，第1天。

每21天，重复1次。

全组共治疗晚期非小细胞肺癌332例，其缓解率分别为12%和30%，中位生存期平均为9个月，1年生存率分别为32%和44%，中位疾病进展时间为4个月和6个月

（P＝0.001）。单药吉西他滨无Ⅲ度以上骨髓抑制，联合用药组Ⅲ度以上白细胞减少为13％，血小板减少为24.1％，贫血为1.6％，预防血小板输注为7％。

作者认为，联合用药方案比单一用药方案有效率提高1倍，中位疾病进展时间延长，不良反应相应增多，但生存期和生存率未见提高。

3）单药多西紫杉醇与紫杉醇联合顺铂方案比较

①单药多西紫杉醇。100mg/m^2，静脉滴注，第1天，每21天重复。

②紫杉醇联合顺铂。

紫杉醇：100mg/m^2，静脉滴注，第1天。

顺铂：80mg/m^2，静脉滴注，第2天。

每21天重复1次。

全组共治疗Ⅲ期非小细胞肺癌307例。两组有效率分别为18％和35％（P＝0.001），中位疾病进展时间分别为7个月和8.5个月，中位生存期分别为10个月和13个月，1年生存率分别为40％和45％，不良反应两组无明显差别。联合化疗组5例出现治疗相关死亡。

作者认为，联合治疗组能提高缓解率，生存率没有相应增加。

以上3组临床多中心Ⅲ期随机研究证实，在晚期非小细胞肺癌中，联合化疗比单一新药化疗能提高缓解率近1倍，中位生存期延长2个月，但不良反应也相应增多。1年生存率未见提高。推荐联合新药和铂类作为晚期非小细胞肺癌的一线治疗。

（2）新药联合治疗优于老药联合治疗

1）GC 方案与 MIP 方案比较

① GC 方案

吉西他滨：1 200mg/m^2，第 1、8 天，静脉滴注。

卡铂：AUC=5，第 1 天。

每 21 天重复 1 次。

② MIP 方案

丝裂霉素 C：6mg/m^2，第 1 天，静脉滴注。

异环磷酰胺：3mg/m^2，第 2 天，静脉滴注。

顺铂：5mg/m^2，第 1 天，静脉滴注。

每 21 天重复 1 次。

全组治疗晚期非小细胞肺癌 422 例，其缓解率分别为 37%和 40%，中位生存期分别为 10 个月和 6.5 个月（$P=0.0043$），因并发症需住院者分别为 14%和 84%。

作者认为，GC 方案治疗晚期非小细胞肺癌比 MIP 方案耐受性好，生存期长。

2）MVP 与 PVin、PG 方案比较

① MVP（丝裂霉素、长春碱、顺铂）方案

药物剂量与用法见前。

② PVin（顺铂、长春瑞滨）方案

药物剂量与用法见前。

3）PG（顺铂、吉西他滨）方案

药物剂量与用法见前。

全组治疗 248 例晚期非小细胞肺癌。其缓解率分别为 27%、37%及 48.4%，中位生存期分别为 6.4 个月、9.0

个月及 9.6 个月。

作者认为，不宜选择 MVP 方案治疗晚期非小细胞肺癌。

4）DP 与 PV 方案比较

① DP（多西紫杉醇、顺铂）方案

药物剂量与用法见前。

② PV（顺铂、长春花碱酰胺）方案

药物剂量与用法见前。

全组治疗 311 例晚期非小细胞肺癌，临床缓解率分别为 37%和 21%（$P<0.01$），中位生存期分别为 11.3 个月和 9.6 个月，1 年生存率分别为 48%和 43%，严重腹泻分别为 9%和 1%（$P<0.01$）。

作者认为，DP 方案优于 PV 方案，但 DP 方案严重腹泻常见。

以上研究证实，含有铂类的第三代联合化疗方案治疗晚期非小细胞肺癌明显优于传统的化疗方案。

（3）非铂类化疗方案可获得较好疗效

DG 与 VC 方案比较

① DG 方案

D（docetaxal 多西紫杉醇）：100mg/m^2，1 小时内输注，第 1 天。

G（吉西他滨）：1 000mg/m^2，第 1、8 天，静脉滴注。

每 3 周为 1 周期。

② VC 方案

V（长春瑞滨）：30mg/m^2，静脉滴注，第 1 天。

C（顺铂）：100mg/m^2，静脉滴注，第 2 天。

每4周重复1次。

全组治疗254例晚期非小细胞肺癌，有效率分别为29%和36%，中位疾病进展时间分别为8个月和8.5个月，中位生存期分别为9个月和11.5个月，VC组有3例发生治疗相关死亡。

作者认为，DG和VC方案治疗晚期非小细胞肺癌均有效，但VC方案不良反应常见。

非铂类药物联合化疗方案可获得与铂类药物化疗方案相同的疗效，且患者的不良反应减少。如恶心、呕吐、全身乏力、贫血等症状明显减少。

(4) 特殊人群化疗方案

1) 治疗晚期非小细胞肺癌的三组铂类方案

①吉西他滨类+顺铂。

②紫杉醇+卡铂。

③长春瑞滨+顺铂。

2) 进行回顾性分析得出的结论

①体能状态较差者，其他疗效也不佳。

②年龄（70岁以下与70岁以上）因素，并不影响化疗疗效及增加不良反应的发生。

③体能状态良好者的晚期非小细胞肺癌，化疗方案的选择不必考虑年龄因素。

④在临床治疗中不应排除70岁以上人群的化疗。

⑤体能状态不良者的晚期非小细胞肺癌，化疗方案的选择应慎重考虑利弊。

⑥联合化疗方案比单一用药方案疗效为好。

11. 非小细胞肺癌的靶向治疗

（1）ZD1839（lressa TM）：ZD1839 是一种选择性作用于上皮生长因子受体酪氨酸激酶的口服抑制剂，具有阻断癌细胞增殖和生存的信息通路。

科学家对经历 1～2 个疗程化疗失败的 210 例晚期非小细胞肺癌患者，随机分为 2 个治疗组：即每天 250mg 或每天 500mg。研究结果显示，对于含铂类化疗方案失败的非小细胞肺癌，ZD1839 具有显著疗效，起效迅速，不良反应轻微，仅有轻度腹泻和皮疹，患者的症状和生活质量能够得到迅速改善。每天 250mg 与 500mg 剂量相比，前者疗效相似或更佳，不良反应发生率更低且程度更轻。

（2）Erbitux（IMC-C225）：Erbitux 是一种针对 EGFR 的单克隆抗体，实验及临床研究表明，具有抗肿瘤活性及与抗癌药物的协同作用。

科学家联合应用 IMC-C225 和多西紫杉醇治疗 25 例化疗失败的晚期非小细胞肺癌，部分缓解 4 例，稳定 10 例，不良反应少见，患者耐受良好。

（3）α-蛋白激酶 C（PKC-α）：PKC-α 参与包括神经多肽在内的生长因子诱导的信号传导级联反应。ISIS 3521 是一种特殊的 PKC-α 抗反义寡核苷酸抑制剂，对非小细胞肺癌有一定作用。方案是 2mg/kg 体重/日，共 14 天，和多西紫杉醇 $75mg/m^2$，静脉注射，第 1 天，治疗非小细胞肺癌，有效率为 14%，稳定率达 42%，患者耐受良好。

（4）COX-2：COX-2 在非小细胞肺癌中表达增加。其

中塞来昔布（Celecoxib）是一种选择性 COX-2 抑制药，在体内外及临床研究均证明有抑制肺癌作用，与抗癌药物有协同作用，每次 400mg，口服，每日 2 次，加多西紫杉醇对复发性非小细胞肺癌二线治疗 15 例中，2 例达部分缓解，3 例稳定。

（5）肺癌疫苗注射：美国由细胞基因公司（Cell Genesy inc）生产的癌症疫苗 GVAX，主要成分是抽取患者的肿瘤细胞，加以放射处理和基因改造，使其分泌一种激素来刺激免疫系统，杀死癌细胞。

美国科学家应用癌症疫苗 GVAX，治疗 22 例重症肺癌和 8 例早期肺癌患者，并追踪随访 5 个月。

结果显示，22 例重症肺癌患者中，有 3 例转移性肿瘤完全消失，这其中有 2 例经化学药物治疗无效，1 例经放射治疗无效。

又有 1 例经化疗和放疗治疗均无效的肺癌患者，肿瘤缩小达 50％以上，4 例肺癌患者治疗后病情趋于稳定。

科学家对有疗效的重症肺癌患者已进行第 2 次疫苗 CVAX 治疗，继续观察疗效。

在 8 例早期肺癌患者中，有 7 例手术后接受癌症疫苗 GVAX 治疗，平均 7 个月全部痊愈。

研究者表示，这项实验研究将我们带进疫苗疗法的新纪元。

其他治疗无效的重症癌症患者，应用癌症疫苗 GVAX 治疗，其肿瘤会停止生长，甚至肿瘤缩小、消失。

12. 化学药物性骨髓抑制的防治

有很多治疗肺癌的化学药物，均有不同程度的抑制骨髓造血功能，因此在化疗期间应积极防治。

治疗肺癌的化学药物骨髓抑制程度和持续时间，见表5。

表5　化学药物的骨髓抑制程度和持续时间

化学药物名称	骨髓抑制程度	骨髓抑制最低天数	骨髓恢复的天数
铂类（顺铂、卡铂）	Ⅲ	13～16	21～24
卡莫司丁（氯乙亚硝脲）	Ⅲ	26～60	35～85
罗莫司丁（环己亚硝脲）	Ⅲ	30～60	30～64
环磷酰胺	Ⅲ	7～14	21～28
甲氨蝶呤（氨甲蝶呤）	Ⅲ	14～21	21～35
5-氟尿嘧啶	Ⅲ	7～14	22～24
长春新碱	Ⅰ～Ⅱ	4～9	7～21
长春新碱酰胺	Ⅱ	7～14	21～28
鬼臼乙叉苷（足叶乙苷）	Ⅱ	5～15	21～28
丝裂霉素C	Ⅱ～Ⅲ	7～21	21～35
多柔比星	Ⅱ～Ⅲ	7～21	24～35
异环磷酰胺	Ⅱ～Ⅲ	7～14	21～28
塞替派	Ⅱ	7～14	21～28
紫杉醇	Ⅱ	2～5	10～15
多西紫杉醇	Ⅱ	2～7	10～15

续表

化学药物名称	骨髓抑制程度	骨髓抑制最低天数	骨髓恢复的天数
吉西他滨	Ⅰ	5～10	15～21
长春瑞滨	Ⅰ	7～15	7～10

注：Ⅰ＝轻度；Ⅱ＝中度；Ⅲ＝重度（以常用剂量）

（1）临床表现

1）粒细胞缺乏症

①患者多在化疗1周后突然畏寒、高热、全身不适。

②6～7天后再度高热、咽部疼痛、红肿、溃疡、坏死。也可发生急性咽峡炎。

③颌下及颈部淋巴结肿大。

④在口腔、鼻腔、食管、肛门、肠道、阴道等处黏膜出现坏死性溃疡。

⑤严重者可发生肺部感染、败血症、脓毒血症等，往往导致患者死亡。

2）白细胞减少症

①患者在化疗期间多无明显自觉症状。

②在化疗期间检查血象时，可发现外周血白细胞减少。

③多数患者出现头晕、无力、食欲缺乏、中度发热，体温多在38℃左右。

④随着化疗的进行，患者可出现口腔炎，上呼吸道感染或皮肤感染等表现。

3）血小板减少性紫癜

①患者在化疗期间与白细胞减少的同时或之后出现血

小板减少。

②患者可出现鼻出血、牙龈出血，严重者可发生口腔黏膜和舌体出现血疱。

③轻度血小板减少者，皮肤出现瘀点、紫癜，严重减少者可出现血疱及血肿形成。当血小板低于 $20\times10^9/L$ 时，可有内脏出血，但极少见。

4）全血细胞减少

①患者在化疗期间可先后出现白细胞减少、血小板减少，同时或之后又出现红细胞减少。

②患者可出现程度不同的贫血，自觉症状有头晕、无力、耳鸣、头痛、易疲倦、气促、眼花、面色苍白等。

③再生障碍性贫血，少数患者在化疗期间除白细胞、血小板、红细胞减少外，还可发生严重感染、出血和贫血以及发热，恢复较慢。

（2）实验室检查

1）患者在化疗期间，骨髓造血轻度抑制者，仅出现白细胞减少，外周血白细胞计数少于 $4.0\times10^9/L$。

2）粒细胞减少者，外周血中性粒细胞绝对值少于 $2.0\times10^9/L$。

3）随化疗药物的累积量增加，骨髓抑制加重，可出现血小板减少，多在 $100\times10^9/L$ 左右，严重者可低于 $80\times10^9/L$。

4）骨髓抑制严重者，可出现三系血细胞减少，血红蛋白低于 100g/L，发生再生障碍性贫血者三系血细胞减少更为显著。

5）骨髓象检查，可以出现幼稚细胞不减少，而成熟粒细胞减少并有成熟障碍表现。粒细胞缺乏者骨髓中各阶段的粒细胞几乎消失。

（3）预防

1）医生应全面了解化学药物的药理作用、不良反应及注意事项，不可盲目应用抗癌药物。应由有经验的肿瘤内科医师使用。

2）医生应全面了解患者的病情及身体状况，认真选择化学药物，严格掌握用药剂量、用药方法及给药途径。要因人而异给予化疗药物。

3）化疗前应进行全面检查各项功能状态，尤其了解骨髓造血功能有无减低，尽量选用对骨髓造血功能抑制较轻的药物。

4）化疗期间应每周至少检查一次血象（包括白细胞、血小板、血红蛋白），可以早期发现骨髓受抑制情况，有利于早期治疗。

5）医生应向患者介绍化学药物不良反应的表现及预防措施，以利配合医生进行防治。

6）患者在化疗期间应多进食新鲜蔬菜和水果，保证摄取多种维生素，有利于预防骨髓抑制的发生。

7）患者在化疗前和化疗期间应加强营养，进食高蛋白、高能量、高维生素食物，如瘦肉类、鱼虾类、豆制品、奶制品等，以增强机体免疫功能和抗病能力。

8）加强口腔和皮肤的清洁卫生，坚持刷牙、漱口，勤剪指甲，勤洗澡，防止外伤和感染。

9）化疗期间患者应避免到公共场所和人多的地方，以

减少感染机会。

10）化疗期间应谢绝探视、来访、聚会，以免交叉感染。

（4）治疗

1）多进食高蛋白食物。出现骨髓抑制时，应选择易于消化、富于营养、味色俱佳的高蛋白食物，如鸡、鸭、鱼、肉、牛奶、豆制品等。

2）多进食含铁丰富的食物，如动物肝脏、肾脏、心脏及蛋黄、菠菜、芹菜、西红柿、桃、杏、菠萝等。

3）多进食维生素 B_{12} 和叶酸丰富的食物，如动物肝脏、牡蛎、蛤蜊、虾子、香蕉、芦笋、沙丁鱼、青鱼等。

4）医生应密切观察患者在化疗期间的血象变化，如发现白细胞低于 3.0×10^9/L、血小板低于 80×10^9/L，或血红蛋白低于 100g/L 中的任何一项者应立即停止化疗，并采取积极治疗措施。

5）应用促进白细胞生成药，但疗效多不满意，可在化疗期间常规应用，有助于预防白细胞减少的发生。常用的药物如下。①维生素 B_4。10～20mg，每日 3 次，口服。②鲨肝醇。20～40mg，每日 3 次，口服。③利血生。10～20mg，每日 3 次，口服。④核苷酸。50mg，每日 1 次，肌内注射。⑤复合核苷酸钠。40～60mg，每日 3 次，口服。⑥维生素 B_6。10～20mg，每日 3 次，口服。⑦维生素 B_{12}。500μg，每周 1～2 次，肌内注射。⑧升白新。50mg，每日 3 次，口服。⑨肌苷。200～600mg，每日 3 次，口服。⑩白血生。200～300mg，每日 3 次，口服。

6）积极防治感染：粒细胞缺乏者，应采取严密的消毒隔离措施。室内用具、食品等均需灭菌；加强皮肤、口腔、肛门、阴道护理，以防局部感染；发生感染时，应尽快明确感染的部位和性质，宜选用足量、广谱、特效抗生素治疗，如头孢他啶、头孢哌酮等。

7）应用粒细胞刺激因子：①粒细胞集落刺激因子。每日 2～5μg/kg，每日 1 次，皮下注射。②粒-巨噬细胞集落刺激因子。每日 3～10μg/kg，每日 1 次，皮下注射。

8）血小板减少者，可应用促血小板生成细胞因子，如促血小板生成素、白介素-3、白介素-11，均有利于血小板恢复。

9）全血细胞减少者，可酌情输注新鲜全血。每次 200～400ml，输血速度不可过快。

10）出血倾向严重者，可短期应用肾上腺皮质激素，有助于止血。常用泼尼松 30～60mg/日，分次或顿服。

病情严重者，可用地塞米松或甲泼尼龙静脉滴注，好转后改口服，并逐渐减量。

13. 化学药物性消化道反应的防治

治疗肺癌的化学药物均可能引起程度不同的消化系统不良反应，由于用药种类、用药剂量、用药方法、疗程长短以及患者个体敏感性不同，临床表现也有很大差异。

（1）引起消化系统反应的化疗药物，见表 6。

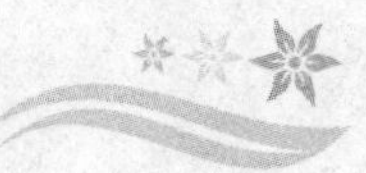

表 6　引起消化系统反应的肺癌化疗药物

化疗药物	不良反应程度	临床表现							
		食欲缺乏	恶心	呕吐	口腔炎	食管炎	胃炎	肠炎	便血
顺铂	Ⅲ	+	++	++				+	
5-氟尿嘧啶	Ⅲ	+	+	+	+		+	+	+
甲氨蝶呤	Ⅲ				+		+	+	+
多柔比星	Ⅱ		+		+	+	+		
环磷酰胺	Ⅱ	+	+	+	+		+	+	+
异环磷酰胺	Ⅱ	+	+	+					
卡　铂	Ⅱ	+	+	+					
环已亚硝脲	Ⅱ	+		+					
氯乙亚硝脲	Ⅱ	+	+	+					
鬼臼乙叉苷	Ⅱ	+	+	+					
长春新碱	Ⅰ	+	+						
长春花碱酰胺	Ⅰ	+	+						
丝裂霉素 C	Ⅰ	+	+	+					
紫杉醇	Ⅰ	+	+						
多西紫杉醇	Ⅰ	+	+						
吉西他滨	Ⅰ	+	+						
依立替康	Ⅰ	+							
长春瑞滨	Ⅰ	+							

（2）呕吐的分类

1）急性呕吐：患者在应用化疗药物 24 小时以内出现

呕吐，绝大多数化疗药物均可引起急性呕吐。

2）延迟性呕吐：患者在应用化疗药物24小时以后至5～7天出现呕吐，如环磷酰胺属于此类呕吐。

3）预期性呕吐：患者曾于第一治疗周期已出现严重呕吐，在下一次化疗以前，甚至看到别的患者呕吐时，就出现呕吐者，属条件反射性呕吐，是患者心理作用的结果。

（3）消化系统不良反应发生机制

1）化学药物直接抑制细胞增殖，分裂旺盛的胃肠黏膜上皮细胞，也受到药物的伤害，使胃肠黏膜出现多发性糜烂、浅表溃疡，甚至出血。严重者布满整个胃黏膜，甚至累及口腔黏膜、食管黏膜、肠黏膜等。

2）化学药物进入体内，通过神经体液刺激大脑内的呕吐中枢而引起呕吐，剧烈呕吐者可引起胃贲门部黏膜撕裂出血而引起呕血，进而导致出血性休克。

（4）预防

1）化疗前，患者应消除紧张、恐惧心理，树立坚强的意志去战胜病魔，必须认识到只有战胜恶心、呕吐，才能完成化疗，而化疗又是战胜肺癌的主要方法之一。

2）医生应向患者介绍化疗药物的名称、不良反应和预防方法，使患者从心理上做好准备，调动自身内在积极性，克服消化系统不良反应，轻松接受化学药物的治疗。

3）患者在化疗期间要非常注意饮食，只有充足、合理的营养，才能提高机体对化疗反应的耐受力，把吃好每顿饭都应看作是治疗的第一需要，有利于化疗的顺利完成和早日康复。

4）化疗期间要多食易消化、少油腻的清淡饮食。不吃过甜、过热、过硬、过烫、过于辛辣的食品。化疗期间不可一日无食，蔬菜水果不可一顿没有，因为蔬菜和水果具有抗癌防癌作用，又含有多种维生素。

5）化疗期间不忌口，患者想吃什么，就提供什么，随患者的需要而定，注意调整饮食结构及品种，是保证完成化疗的关键。常吃瘦肉、禽蛋、鸡鸭肉、海产品、奶类、豆制品等有助于补偿化疗造成的损伤。

6）化疗当日，早餐可提前进食，晚餐宜推迟，两餐之间的时间拉长，可减少恶心、呕吐反应，也可采取少食多餐制。

7）化疗期间，尤其用药后应采取侧卧位，特别是老年患者，以免呕吐物误吸，引起吸入性肺炎或窒息的发生。

8）患者呕吐后，家属或护士应及时清除呕吐物，并通风换气，防止污染空气引起呕吐反射，患者应漱口或刷牙，可减轻再次呕吐。

9）化疗时，患者舌下滴 3～5 滴生姜汁，或咀嚼生姜片，姜汁咽下，姜渣含在口中，可减轻呕吐反应。

10）在化疗期间，患者应密切配合医生完成各项检查，有助于及时发现异常变化，及时调整用药或化疗方案。

（5）治疗

1）患者呕吐剧烈或个人对化疗药物敏感者，可适当应用镇静药，如奋乃静，2～4mg，每日 1～3 次，口服；或地西泮 5mg，每日 1～2 次，口服。

2）患者可口服消化道黏膜保护药，如硫糖铝，每次

1g，每日 3～4 次，口服；或胶体次枸橼酸铋，每次 1g，每日 3～4 次，口服。

3）可酌情应用止吐药

枢复宁：5mg/m^2，静脉注射，每 12 小时 1 次。

康泉：每次 40μg/kg，静脉注射或每次 3mg，静脉注射。

呕必停：每次 5～10mg，静脉注射。

Dolasetron：每次 1.8～3.0mg/kg，静脉注射。

RG_{1295}：每次 5～25mg，口服。

灭吐灵：0.1～0.3mg/kg，静脉注射，每 2 小时 1 次。

氟哌啶醇：1～3mg，静脉注射，每 2～4 小时 1 次。

普鲁氯哌嗪：每次 10～20mg，口服，每 3～6 小时 1 次。

地塞米松：每次 10～20mg，静脉注射；或 2.5～5mg，口服，每 3～6 小时 1 次。

为了预防和减轻呕吐的发生，一般多在化疗前 10～30 分钟先应用止吐药物，必要时可于 3～6 小时后重复应用。

4）呕吐频繁者，尚需补充液体和电解质，并纠正酸碱失衡。如葡萄糖、生理盐水、碳酸氢钠等。

5）进食困难者，应给予胃肠外营养。如多种氨基酸注射液。

6）及时补充多种维生素，如维生素 A、B 族维生素、维生素 C、维生素 D、维生素 E 及维生素 K 等。

7）如出现呕血或便血者，应给予止血药，如酚磺乙胺（止血敏），0.5～1.0g，口服；或 0.25～0.5g，静脉滴注。也可用肾上腺素色腙（安络血），每次 5mg，每日

3次，口服。

8）腹泻者，除纠正腹泻所致的失水、电解质紊乱和酸碱失衡外，还应给予止泻药，如白陶土、药用炭、果胶，对轻度腹泻者安全有效。抑制肠蠕动药，如洛派丁胺，每次4mg，每天1次至大便正常。

9）口腔炎者，可不用牙刷刷牙，用止血消炎药物漱口；或0.1%过氧化氢液清洗口腔。

10）失血者，可酌情输注新鲜全血，每次200ml，输血速度不可过快，以免引起心力衰竭和肺水肿。

14. 化疗期间的饮食原则

治疗肺癌的化学药物，不仅抑制骨髓造血细胞的分裂、增殖，还对全消化系统的黏膜上皮细胞也有明显的抑制作用，对消化系统黏膜上皮的损伤可导致口腔炎、食管炎、胃炎、肠炎等。

（1）临床表现

1）食欲缺乏、恶心、呕吐或呕血。

2）腹部不适、腹痛、腹泻、水样便或便血。少数患者可发生出血性休克。

3）多数患者可出现全身无力、精神不振、营养缺乏。

（2）化疗期间的饮食原则

1）注意饮食卫生，不吃腐烂、发霉变质蔬果，不吃过夜的饭菜。不吃发霉的粮食及其制品。

2）化疗当日，宜进食清淡、易消化的食物，定时定量，少量多餐，避免过饥、过饱或暴饮暴食，以免加重化疗反应。

3）不宜进食过甜、过咸、过酸、过于辛辣的食物或食品，以免加重胃肠黏膜的刺激作用。

4）不宜进食刺激性食物，不宜进食油炸、腌制、烘烤、生拌等方法制作的菜肴，以减少致癌物质的摄入。

5）化疗期间宜进食营养丰富的高蛋白、高能量、高维生素、低脂肪的食物，以软饭、米粥、馒头、水饺、面条为主食，选用瘦肉糜、牛奶、鱼虾、禽蛋、豆浆、新鲜蔬菜和水果等为辅食。牛奶或羊奶中的前列腺素 E，有防止化学药物对胃肠黏膜溃疡的形成及促进胃肠黏膜糜烂、溃疡的愈合作用。

6）患者在进食前和进食中宜保持心情平静、舒畅，以利身心顺和，保证消化功能正常运行。

7）滴酒不沾（包括所有含酒精饮料），远离香烟（包括远离二手烟雾），可预防肺癌复发和转移。

8）每天坚持四个“5”，可以预防肺癌复发和转移。即每天饮用 5 杯淡绿茶水；每天食用 500 克五种颜色新鲜蔬菜和水果（红、白、黄、绿、紫色蔬菜和水果）；每天饮用 500ml 牛奶或酸奶；每天进食 5 次，少量多餐。

9）化疗期间出现便血者，应暂时禁食 6～10 小时，可减少便血。

10）腹泻停止后，宜进食菜泥、鸡蛋汤、米粥、软饭；适量食用鲜橘汁、果汁、番茄汁，以补充复合维生素 B 和维生素 C。

11）禁止进食被农药污染的蔬菜，水果和其他农作物

食物，吃前必须充分洗净，以免致癌物质的摄入。

12）不用洗涤剂，严禁用洗衣粉擦洗食具、茶具或清洗食物，因为有些洗涤剂、洗衣粉进入人体后可有促癌复发作用。

13）禁止用有毒的塑料袋包装食品或用有毒塑料制品盛放食物，因为聚氯乙烯具有致癌作用。

14）化疗期间应控制红肉（猪肉、羊肉、牛肉）的摄入量，也不可进食过饱，或过多摄入甜食（如蛋糕等），以免体重增加过快而肥胖，诱发肺癌复发。

15. 化疗期间的食疗

饮食疗法简称食疗，简便易行，安全有效，若能正确选择应用，不仅可以满足人体生理活动的需要，提高人体的抗病能力，还有助于防止或减轻化学药物的不良反应，保证化疗的顺利进行和更好发挥化学药物的抗癌作用。

化疗期间的食疗是根据肺癌患者在化疗期间的不良反应和身体需要，将果品、蔬菜、肉类、蛋类、乳类、豆类等食物与中药进行科学的搭配，经过烹调加工而成，是用于防病抗癌保健的一种疗法。但它不能代替手术、放疗、化疗以及其他治疗。

化疗期间的食疗方简介如下。

（1）化疗期间口腔炎的食疗

1）菱角粥

【配　方】粳米100g，菱角粉50g，清水适量。

【制　作】先将粳米用清水淘洗干净；将粳米投入锅

内，加清水适量；锅置火上煮粥，待粳米煮至半熟；加入菱角粉 50g，红糖少许；再以小火煮至粥熟烂即可。

【用　法】 早晚各 1 次。

【功　效】 补气养血，扶正祛邪。

【应　用】 适用于肺癌患者化疗期间出现口腔炎者。

【现代研究】 菱角中含有抗癌物质和丰富的淀粉、葡萄糖、蛋白质，菱角提取液对肿瘤细胞的抑制率达 60%，并能增强机体免疫功能。

2）小蓟齿苋饮

【配　方】 马齿苋 20g，小蓟 20g，小白菜 20g，精盐适量。

【制　作】 先将马齿苋、小蓟、小白菜用清水洗净，再将三者同置锅内，加清水 400～500ml；用小火煎至 200ml；最后放入精盐少许即成。

【用　法】 冲服，每日 1 剂，也可进食马齿苋及小白菜。

【功　效】 清热解毒，凉血止血。

【应　用】 适用于肺癌患者化疗期间出现口腔黏膜糜烂、出血、疼痛，不能进食者。

【现代研究】 小蓟含有绿原酸和咖啡酸，具有止血、抗菌作用。小白菜中的二巯基硫化物可以化解化疗的不良反应，达到保护患者的目的。

3）灵芝黄芪猪肉汤

【配　方】 灵芝 15g，黄芪 15g，猪瘦肉 100g，精盐、味精各少许。

【制　作】 将猪肉洗净后切成小块，入沸水漂去血水

捞出；将灵芝、黄芪用水洗净，去杂质；将猪肉块、灵芝、黄芪一同置入锅中；加水适量，先用旺火煮沸，改为文火炖熟；猪肉熟烂后加入精盐、味精调味；猪肉捞出凉后切片，再加调料食之。

【用　法】 每日2次吃完，喝汤、吃肉和灵芝。

【功　效】 补气健脾，升阳固表。

【应　用】 适用于肺癌患者化疗期间发生的口腔炎及机体免疫功能下降者。

【现代研究】 灵芝、黄芪含有多种有效成分，具有利尿、抗菌、抗肿瘤作用，增强机体免疫功能，尤其能逆转因环磷酰胺而导致机体免疫功能抑制现象，结果提示可能是一种很有希望的生物反应调节剂。有助于恢复化疗药物所致的口腔黏膜反应。

（2）化疗期间急性胃炎的食疗（食欲缺乏、恶心、呕吐等）

1）黄芪藕粉糊

【配　方】 黄芪30g，生姜10g，大枣10枚，蜂蜜30g，藕粉50g。

【制　作】 先将黄芪用冷水浸泡30分钟；生姜、大枣用清水洗去泥土；再将黄芪、生姜、大枣同入锅内；加水适量，煎煮30分钟后，去渣留汁，趁热调入藕粉；再置火上加热片刻炖成稠糊状；再兑入蜂蜜，调拌均匀即成。

【用　法】 每日分2次食用。

【功　效】 健脾益气，温中护胃。

【应　用】 适用于肺癌患者在化疗期间出现的恶心、

呕吐、呕血者或食欲缺乏者的防治。

【现代研究】 黄芪有抗菌、抗癌、利尿作用，增强机体免疫功能，抑制胃酸分泌，预防胃肠黏膜溃疡的发生。生姜温中散寒，抗恶止吐，降低化学药物所致的胃黏膜损伤。藕粉有保护胃黏膜，防止黏膜出血的功能。

2）干姜羊肉汤

【配　方】 干姜25g，羊肉250g。

【制　作】 先将羊肉漂洗干净，至羊肉呈白色时放入沸水锅中煮沸3～5分钟后捞出；再用精盐、醋反复搓揉羊肉片刻，用温水洗净，再入沸水锅中煮2～3分钟，捞出后切片；将干姜洗净后切成片；干姜片与羊肉片同入砂锅内，加葱、醋、酒等；以文火煨炖，加精盐、味精等调料即成。

【用　法】 每日2次，吃肉喝汤。

【功　效】 健脾温胃，止吐祛寒。

【应　用】 适用于肺癌患者化疗期间出现食欲缺乏、恶心、呕吐及全身无力，营养欠佳者。

【现代研究】 干姜对化学药物所致的急性胃黏膜损伤有抑制作用。羊肉性温，能温胃补虚，开胃健身，补充高蛋白，促进血液循环。

3）肉片炒猴头菇

【配　方】 猪瘦肉120g，猴头菇180g。

【制　法】 将猪瘦肉用水洗净，切成薄片；将猴头菇用水洗净，去杂质，去硬根，再切成薄片；锅置于火上加热，放入植物油，投入姜末适量微爆片刻；放入肉片于锅中翻炒，炒至八成熟后，再放入猴头菇片，用旺火翻炒至

熟；加入酱油、精盐、白糖、味精各适量，再炒片刻，起锅装盘即成。

【用　法】 佐餐当菜，随量服食。

【功　效】 健运脾胃，补虚散寒，增强营养，抗癌防癌。

【应　用】 适用于肺癌患者化疗期间发生的食欲缺乏、恶心、呕吐等急性胃炎者。

【现代研究】 猴头菇具有增强胃黏膜的屏障功能，促进溃疡愈合、炎症消退之功用。猴头菇能提高消化系统免疫功能，抵抗化学药物对胃肠黏膜的损伤作用，具有止痛的疗效。

（3）化疗期间肠炎（腹痛、腹泻、便血等）的食疗

1）山楂粥

【配　方】 焦山楂 30g，焦麦芽 30g，焦谷芽 30g，粳米 100g。

【制　作】 先将焦山楂、焦麦芽、焦谷芽用水洗净，一同置于一小锅内，加入清水适量，以文火煎煮 2 次，取汁 300ml，去渣，再将粳米用水淘洗干净，与药液同置锅内，煎熬成粥即可。

【服　法】 每日 2 次分食。

【功　效】 消食导滞，化积止泻。

【应　用】 适用于肺癌患者在化疗期间出现的恶心、呕吐、厌食、嗳腐酸臭、腹泻、腹痛者。

【现代研究】 山楂内含有脂肪酶，可促进脂肪分解；山楂酸可提高蛋白分解酶的活性有助于消化；麦芽、谷芽均含淀粉酶，具有促进消化的作用。

山楂、麦芽、谷芽三者合用，对化学药物所致的腹痛，腹泻或便血有一定的治疗作用。

2）山药扁豆粥

【配　方】 淮山药 30g，白扁豆 30g，鸡内金 10g，大米 100g。

【制　作】 鸡内金用水洗干净后，烘干研成细末备用；淮山药用水洗净切成小块；白扁豆用水淘洗干净；将淮山药、白扁豆与洗净的大米同置锅内；加水适量共煮成粥；最后加入鸡内金末，再煮 5 分钟即可。

【用　法】 每日 1～2 次服食。

【功　效】 健脾益气，行瘀止泻。

【应　用】 适用于肺癌患者在化疗期间发生的脾虚便溏、久泻不止，食少倦怠及白细胞减少者。

【现代研究】 山药含有消化酶，可促进淀粉、蛋白质分解，具有良好的助消化作用。白扁豆能提高人体细胞免疫功能及刺激骨髓造血功能，抑制化学药物对造血细胞、胃肠黏膜细胞的损伤作用。鸡内金含有多种消化酶，促进消化功能。

3）炒羊肉丝

【配　方】 羊肉 200g，生姜 50g，蒜苗 50g，甜椒 50g。

【制　作】 先将羊肉洗净，切成粗丝，加料酒、精盐拌匀；生姜、甜椒洗净，切成粗丝；蒜苗洗净，切成段；将炒锅置于旺火上，油热后炒甜椒丝至半熟，起锅盛入盘中；锅内再入油，烧至七成热，放入羊肉丝炒散；再加入姜丝、甜椒丝、蒜苗翻炒；然后加入芡汁，继续翻炒至熟即可。

【用　法】 佐餐与菜，随量服食。

【功　效】 温补脾肾，抗癌止泻。

【应　用】 适用于肺癌患者在化疗期间出现腹痛、腹泻者。

【现代研究】 冬季吃羊肉可促进血液循环，增温御寒。生姜具有刺激消化道黏膜，促进消化吸收功能。蒜苗中所含大蒜素可杀菌抗癌，缓解化学药物对胃肠黏膜的损伤。

4）阿胶生地粥

【配　方】 阿胶 30g，鲜生地黄 30g，糯米 50g，精盐适量。

【制　作】 阿胶捣碎，炒黄研末；鲜生地黄切成片；生地黄片与糯米置入锅内，加水适量，共煮成粥；待粥将熟时加入阿胶末搅匀，再加少许精盐即可。

【用　法】 随量服食。

【功　效】 补益肝肾，凉血、止血、生血。

【应　用】 适用于肺癌患者在化疗期间出现便血，贫血者。

【现代研究】 阿胶主要由胶原及多种氨基酸组成，并含钙及硫元素，可促进血细胞的生成和人体钙代谢的平衡，预防和治疗化学药物对人体的损伤。生地黄具有生血及止血作用。

（4）化疗期间骨髓抑制的食疗

1）鹅血山药汤

【配　方】 鹅血 100g，山药 50g，黄芪 30g，精盐少许。

【制　作】先将新鲜采取的鹅血放入碗中；隔水蒸熟后，切成小块；山药、黄芪用水洗净，放入锅内加水适量，煎煮30分钟；去渣留汁，加入鹅血块，再煮10分钟即可。

【用　法】早晚2次分服，当日服食完。

【功　效】益气补虚，抗癌生血。

【应　用】适用于肺癌患者在化疗期间出现白细胞减少或贫血者。

【现代研究】鹅的免疫器官——胸腺极为发达，因此，鹅血中含有免疫抗癌物质，鹅血治疗各种原因引起的白细胞减少症，总有效率为62.8％。

鹅血中还含有大量的抗癌物质不被人体消化道中的酸、碱、消化酶所破坏；鹅血有五种作用：解毒、消坚、免疫、杀灭癌细胞，补铁造血，因此有预防癌症复发和转移的功效。

黄芪具有增强机体免疫功能，可逆转化学药物所致的免疫抑制和细胞损伤，使癌肿缩小防止复发。

山药中所含的消化酶，有良好的助消化吸收作用。

2）猪血鲫鱼粥

【配　方】生猪血200g，鲫鱼100g，大米100g，精盐、白胡椒各适量。

【制　作】先将猪血用沸水氽一下，切成小方块；大米用水淘洗干净；鲫鱼除鳞、肠杂及鱼头，切成小方块；将大米放在锅内，加水、胡椒、精盐、猪血，充分搅拌；用旺火煮沸，改为文火炖至米烂肉熟即成。

【用　法】早晚各1次服食。

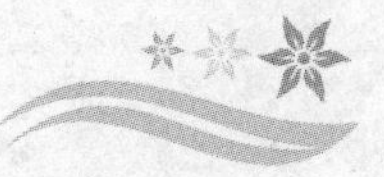

【功　效】 健脾补血，解毒抗癌。

【应　用】 适用于肺癌患者在化疗期间出现白细胞减少、血小板减少或三系血细胞减少者。

【现代研究】 猪血营养丰富，是一种高铁、高蛋白的食物，猪血中血红蛋白含铁量占总量的65%，为其肝脏含量的2倍多；猪血水解蛋白中含有丰富的铜、锌、锰、钴等微量元素；猪血中还含有"创伤激素"的物质。具有促进化学药物所致组织损伤的愈合和恢复，并有解毒、排毒功能。

鲫鱼含有丰富的蛋白质及铁元素，具有抗癌防癌功能。

3）枸杞红豆煲乌鸡

【配　方】 赤小豆80g，枸杞子40g，龙眼肉20g，陈皮1块，乌鸡1只，精盐少许。

【制　作】 先将乌鸡宰杀，去净毛和内脏，入沸水中焯后捞出，沥干水备用；赤小豆、枸杞子、龙眼肉、陈皮分别用水浸透、洗净备用；砂锅内加水适量，先烧沸，放入乌鸡、赤小豆、枸杞子、陈皮、龙眼肉；用旺火煮沸后，改为文火炖至鸡肉酥烂，赤豆开花至烂；最后加入少许精盐调味即成。

【用　法】 每日1次，饮汤食料。

【功　效】 健脾补血，补充蛋白，抗癌健身。

【应　用】 适用于肺癌患者在化疗期间出现白细胞减少、血小板减少或三系血细胞减少而致的出血、感染、贫血者。

【现代研究】 枸杞子含有胡萝卜素、维生素 B_1、维生

素 B_2、烟酸、维生素 C 及抗癌物质——亚油酸及微量元素锗，还有增强免疫功能及抑制癌细胞生长的功效。

龙眼肉也具有良好的抗癌功能，它的抑癌作用与长春新碱相当。研究表明龙眼肉可改善癌症症状约 90%，抑制癌细胞增殖约 50%，延长生命达 80%。

乌鸡具有提高骨髓造血功能，促进血细胞生成，并有抗癌、防癌作用。

16. 化学药物外渗引起组织坏死的防治

很多化学药物均有局部刺激作用，如果化学药物漏在血管外会引起严重后果。因此，在化疗中和化疗后专业护理人员除给予特殊护理外，患者身边的人员，包括护士、家属、亲友也应加强护理，积极防治药液外渗。

(1) 外渗引起组织坏死的化学药物（按组织受损程度排列）：①多柔比星；②柔红霉素；③米托蒽醌；④光神霉素；⑤放射菌素 D；⑥博来霉素；⑦丝裂霉素 C；⑧氮芥；⑨氯乙亚硝脲；⑩长春来碱；⑪长春新碱；⑫长春花碱酰胺；⑬鬼臼乙叉苷；⑭顺铂；⑮胺苯吖啶；⑯5-氟尿嘧啶；⑰丙脒腙；⑱阿克拉霉素；⑲表柔比星；⑳Triglycidlylurazol；㉑长春瑞滨（诺威本）；㉒卡铂。

(2) 临床表现

1) 局部静脉注射针眼处，注射药液时可出现极为暂短的刺痛感，此为化学药物注射时的正常反应。

2) 化学药物浓度过高或经常使用一根血管时，均可引起静脉炎，静脉血管变硬、变粗、弯曲、管壁增厚、局部疼痛，严重时可引起静脉狭窄或闭塞。

3）化学药物漏于血管外时，漏液处局部立即出现肿胀，患者疼痛难忍。

4）4～6 小时后，漏液处皮肤发红、发热、肿胀加重，触痛明显，自发疼痛剧烈。

5）1～3 天后漏液处皮肤色素沉着，变黑，肿痛不减，患者彻夜难眠。

6）5～7 天后，漏液处皮肤破溃，组织脱落，露出肌肉和血管，并有大量渗液。

7）局部组织坏死扩大，周边肿胀，合并细菌感染者，局部有大量脓汁和腐臭味。

8）患侧上肢可出现淋巴管炎，淋巴管红肿、疼痛、压痛明显。

9）患侧腋下淋巴结肿大，压痛，患肢活动受到限制。

10）坏死处迟迟不愈合，患者全身状况不佳者，局部更不易治愈。亦可能导致败血症、脓毒血症而死亡。

（3）防治

1）患者应密切配合医护人员进行化疗，消除对化学药物的恐惧心理，以平静的心态接受治疗。

2）化疗前，医生应向患者介绍化学药物的不良反应及注意事项。患者也应遵医嘱行事，可避免意外的发生。

3）给患者化疗时，护士应加强责任心、同情心，选派穿刺技术高明、有丰富经验的护士进行静脉注射。

4）化学药物浓度不宜过高，输注速度不宜过快，更不宜选用一根血管多次用药。

5）护理人员要保护好静脉血管，应由远心端至近心端选用血管，保证穿刺正确，药液不外漏，有条件者可采用中心静脉插管化疗。

6）在化疗过程中，患者或家属应密切观察输液反应，如发现注射部位剧痛、肿胀时，应立即停止输液，并报告医护人员及时处理。

7）在化疗过程中，护士要加强特殊护理，定时巡诊患者反应，注意局部有无肿胀、剧痛及药液外漏表现，可早发现、早治疗。

8）确定药液有外漏时，应立即停止注射，拔出针头，局部按压3～5分钟以防出血。

9）外漏处局部注射氢化可的松100～200mg，可减轻局部组织反应而引起的局部剧痛。

10）局部应用0.25%～0.5%普鲁卡因50～100ml，做环形封闭，每日1次，有利于缓解局部症状，防止局部血管收缩而加重组织坏死进度，并可防止坏死面积扩大。

11）注射局部应用冰块做冷敷24小时，可防止局部组织吸收大量药液加大坏死面积。

12）24小时内局部切忌热敷，以防扩大坏死范围或加重局部肿痛。

13）24小时后应用如意金黄散加凡士林或50%硫酸镁湿热敷，每日1～2次，具有消炎、消肿、镇痛、解痉、镇静之作用。

17. 肺癌的放射治疗

放射治疗是用放射治疗设备，如X线治疗机、^{60}钴治疗机及加速器产生的看不见、摸不着、闻不到的射线（X线、γ线及电子束等），用这种射线来照射肺癌，使增殖分裂旺盛的癌细胞的脱氧核糖核酸（DNA）损伤、断裂，导致癌细胞增殖分裂能力丧失而死亡，最后被机体内的成纤维细胞代替，以达到治疗肿瘤的目的。

当然，放射治疗对人体正常组织细胞也会产生一定的反应和损伤，但患者首先考虑的是，应积极配合医生尽量避免或减少对正常组织损伤的同时，尽快彻底消灭癌细胞，治愈肺癌、保护功能、提高生存质量和延长生命的目的。

（1）肺癌放射治疗的适应证

1）根治性放射治疗：肺癌肿瘤病灶较小，对放射治疗敏感的小细胞肺癌，其次为鳞癌和腺癌，无远处转移者，应采取根治性放射治疗。

2）肺癌病灶有手术指征，但由于患者心肺功能较差者，或身体条件较差，或伴有其他疾病不能承受手术者，可考虑根治性放射治疗。

3）虽然晚期但对放射治疗敏感的肺癌及为减轻患者的症状和疼痛，如骨转移引起的骨痛、肿瘤压迫较大的支气管出现阻塞性肺不张、骨髓压迫、上腔静脉压迫综合征以及脑转移等，或争取延长患者生存时间，均可采用姑息性放射治疗。

4）对Ⅰ期或Ⅱ期非小细胞肺癌患者不应常规进行术前

放射治疗，但对肺上部癌的患者可进行术前放射治疗。

有人认为对病灶彻底切除的非小细胞肺癌进行术后放疗有害无益。术后放射治疗仅限于那些术后局部复发危险很高的患者，如切缘阳性、病灶残留或多个淋巴结受累，可采用适型放疗和超分割放疗进行术后放射治疗。

（2）肺癌放射治疗的禁忌证

1）晚期肺癌出现恶病质体征者（如消瘦、脱水、电解质紊乱、营养缺乏等）。

2）伴有严重心、肺、肝、肾功能不全或骨髓造血功能受抑制者。

3）患有重度肺气肿者，放射治疗后将引起呼吸功能代偿不全者。

4）胸膜、两肺或全身有广泛转移者。

5）肺癌病灶内出现大空洞或伴发大咯血者。

6）曾经足量放射治疗后肺癌局部复发，而周围正常肺组织不能耐受再次放射治疗者。

7）肺癌患者已出现大量癌性胸水或气管-食管瘘者。

8）肺癌患者近期出现心力衰竭或伴发急性感染者。

（3）肺癌放射治疗的疗效

1）对放射治疗高度敏感的小细胞肺癌，照射55～60戈瑞（Gy），肺癌肿块即可缩小甚至肿块消失，但小细胞肺癌，极易出现远处转移，即使用根治性治疗剂量也很难达到根治目的。故提倡综合治疗，才能提高治愈率。

2）对放射治疗中度敏感的肺癌，如鳞癌、低分化腺癌，照射60～70戈瑞（Gy），肺癌肿块可缩小或消失。

3）对放射治疗低度敏感的肺癌，如高分化腺癌，照射70戈瑞（Gy）以上，可使肺癌肿块缩小。

对采用放射治疗中度敏感的鳞癌，常因血行扩散机会少，故放射治疗疗效较高。

每次照射剂量一般为20～25戈瑞（Gy），每周5次，通常在5～7周照射。

18. 放射治疗的不良反应影响因素

放射治疗对人体的损伤有直接和间接两种作用。

直接作用是电离辐射的能量使核酸、蛋白质等发生电离、激发和化学链断裂，引起变性和代谢障碍。

间接作用是电离辐射引起水分子电离和激发，从而产生具有高度活性的原发辐解产物，导致细胞膜的通透性增加，抑制脱氧核糖核酸（DNA）的合成，细胞有丝分裂障碍，细胞大量死亡，组织结构破坏及器官功能障碍等。

两种作用的不良反应影响因素如下。

（1）电离辐射的性质：在同一放射治疗剂量下，X线对人体的损伤又较γ线损伤轻。

（2）照射剂量：放射治疗剂量与全身不良反应一般是平行的，即照射剂量越大，全身损伤的程度越严重，受损的组织器官亦越多。轻度损伤者，主要表现为造血系统损伤，中度损伤时主要表现为消化系统损伤，重度损伤时主要表现为中枢神经系统损伤。同一放射治疗剂量，如能做分次照射，则对身体的损伤较轻。

局部照射所引起的机体损伤较全身照射较为轻微。

（3）个体敏感性的差异：同样的放射治疗剂量对不同的患者个体，可引起程度不同的机体损伤，对放射治疗较敏感者，即使小剂量照射也会出现组织损伤，严重者可引起全身多组织、多器官的损伤表现。如骨髓造血功能受抑制，胃肠道反应及中枢神经系统损伤等。

（4）个体年龄，营养及伴随疾病：患者年龄越大，对放射治疗的耐受性越低，对全身损伤亦越大或越重。

患者若伴有慢性肝病、慢性肾病，内分泌疾病，慢性胃肠病及造血功能障碍者等对放射治疗的敏感性增高，机体损伤亦严重。

患者营养状况良好或在放射治疗前或在放射治疗期间增加高蛋白、高能量、高维生素饮食者，可增强机体对放射治疗的耐受性，机体损伤亦较轻。反之，机体对放射治疗耐受性降低，机体损伤程度亦较严重。

（5）放射治疗的部位及面积：患者接受放射治疗的器官越重要或接受治疗的面积越大，对机体和器官损伤的程度越严重。

19. 放射性胃肠损伤的防治

肺癌患者接受放射治疗后，由于胃肠系统的黏膜上皮细胞对放射治疗很敏感，抑制上皮细胞有丝分裂，可导致上皮细胞坏死、脱落，肠壁变薄，出现创面，甚至发生溃疡及出血等。

（1）临床表现

1）患者接受放射治疗后数小时，即出现全身乏力、头晕、耳鸣等表现。

2）相继出现食欲缺乏、恶心、呕吐，一般均不严重。

3）胃肠黏膜损伤严重者，患者可出现血性腹泻、高热、脱水或休克。

（2）防治

1）医生应严格掌握放射治疗的适应证，对放射治疗不敏感的肺癌类型或伴有慢性疾病者，应禁止进行放射治疗或慎重应用放射治疗。

2）医生要严格掌握放射治疗剂量，不可盲目加大放射治疗剂量，尤其全肺放射治疗时，应做好胃肠系统的防护措施，尽量减少或避免胃肠放射损伤。

3）患者要消除对放射治疗的紧张情绪和恐惧心理，要树立顽强的意志克服放射治疗反应，以平静、健康的心态接受放射治疗。食欲缺乏是放射治疗最为常见的不良反应，而心理不健康者更会加重食欲缺乏和其他不良反应。

4）在放射治疗前，可给予药物预防放射治疗的不良反应，如口服半胱氨酸、胱胺、氨基乙基异硫脲等，有防止或减轻放射治疗损伤的作用。

5）放射治疗前应进食高蛋白、高能量、高维生素饮食，如瘦肉类、乳类、蛋类、鱼虾、豆制品、新鲜蔬菜和水果等，有助于预防或减轻放射治疗的不良反应程度。

6）放射治疗期间，患者应学会吃饭，吃好饭是治疗的先决条件。食欲缺乏时，可采取少食多餐制，每次进食量要少，且易消化的食品，如稀粥、面条、麦片粥等；恶心、呕吐时，可暂停进食，放射性治疗结束时可进食有咸味的

点心和食品，不吃过甜、辛辣、油腻和气味不正的食品；放射治疗当日晚餐不呕吐时，可进食高蛋白、高维生素的饮食，以增强体质和营养，有利减轻不良反应。

饮食调配应合患者胃口，要做到色、香、味、形俱佳，种类多样，营养尽量丰富，且易消化又能引起患者食欲。患者无食欲，宜多吃西瓜、梨、桃、葡萄、乌梅、银耳、芦根制品，以益气养阴，清热解毒。

7）保护胃黏膜的药物治疗

硫糖铝：每次1g，每日3～4次，口服。

奥美拉唑：每日1～2次，每次20mg，口服。

米索前列醇：每次200μg，每日4次，口服。

8）促进胃肠蠕动的药物治疗

瑞琪：每次5mg，每日3次，饭前口服。

胃复安：每次5～10mg，饭前半小时服用，或10～20mg，肌内注射。

吗丁啉：每次10mg，每日3次，口服。

9）止吐的药物治疗

枢复宁：5mg/m^2，静脉注射，每日2次。

康泉：每次40μg/kg，静脉注射，每日1～2次。

呕必停：每次5～10mg，静脉注射，每日1～2次。

10）胃肠道反应严重者，应暂时中止放射治疗；并采取静脉补充液体、电解质，纠正酸中毒等。

20. 放射性骨髓造血功能抑制的防治

骨髓造血功能抑制程度与放射治疗剂量呈平行关系，

即放射治疗剂量越大，对骨髓造血功能抑制越严重，血细胞质的变化越大，恢复亦越慢。

(1) 血液系统变化的特点

1）照射初期时，骨髓造血细胞的有丝分裂减少，而细胞成熟过程加速。

2）淋巴组织对放射线高度敏感，淋巴结和脾脏的变化明显早于骨髓，淋巴细胞减少或完全消失。

3）骨髓内的血细胞有丝分裂的幼稚细胞显著减少，而粒细胞中的杆状核及分叶核、中幼红细胞及晚幼红细胞百分率均上升。

4）外周血中的淋巴细胞及单核细胞迅速减少，而中性粒细胞增多并出现核左移。

5）病程进入数天至 2～4 周后，造血功能开始减退，外周血液出现程度不等的全血细胞减少，并呈退行性变化及非典型形态均明显增多。

(2) 血液系统变化的临床表现

1）外周血液最早的反应是各类血细胞总数的波动，早期表现为网织红细胞、白细胞一过性升高。

2）以后则出现不稳定的白细胞和血小板总数的减少。

3）部分患者不经过白细胞升高阶段，即逐步下降至正常低限或出现白细胞总数减少。

4）外周血红细胞的改变较白细胞慢，程度亦较轻，因为红细胞寿命为 100～125 天，平均每天破坏 0.83%，而中性粒细胞寿命只 2～3 天。

5）放射照射后 20～30 天可出现贫血，主要是红细胞再生减少所致。

6）外周血血小板减少的速度介于粒细胞和红细胞之间，血小板的寿命为 21～35 天，在照射后 4～5 天血小板有增多的趋势，以后则逐渐减少，血小板降至最低值的时间通常在白细胞降至最低值之前，血小板减少和其功能的降低，是引起出血的主要原因之一。

7）当照射剂量过大，骨髓造血功能抑制严重者，易导致严重感染，败血症；皮肤、黏膜出血，甚至发生内脏、颅内出血而致死亡。

8）极少数患者、对放射线高度敏感者，放射治疗后可导致再生障碍性贫血、白血病等严重并发症，预后多不良。

（3）防治

1）医生应严格掌握放射治疗剂量、照射部位及照射面积，尽量避免大范围照射骨髓、脾脏、淋巴结，尤其应避免照射颅骨、肋骨、骨盆、脊柱骨及胸骨等造血活跃部位，可以预防或减少造血功能的损伤。

2）放射治疗前，应加强营养，给予充足的蛋白质、维生素，可以提高机体耐受力以减少骨髓造血功能的损伤。

3）放射治疗前，应全面检查身体，评估放疗反应程度，如发现骨髓造血功能减低或三系血细胞中有任何一种血细胞低于正常时，均应暂缓放疗，待恢复正常后再进行放射治疗。

4）放疗期间，应每周至少检查一次血象，包括血常规、血小板、出凝血时间测定，必要时做骨髓检查，更有利于早期发现变化，早期治疗。

5）在放射治疗期间宜进食生血食物，如动物肝脏、肾脏、舌、鸭肫、乌贼、海蜇、虾米、蛋黄、芝麻、黑木耳、紫菜、发菜、香菇、大豆、黑豆、红腐乳、腐竹、芹菜、荠菜、大枣、葵花子、核桃仁等，有利于防止和治疗骨髓造血功能损伤。

6）在放射治疗期间多进食富含维生素C的食物。维生素C可促进人体淋巴细胞的生成，增强机体免疫功能，增加胶原物质的形成，增强对放射线的抵抗能力，并有很强的抗癌防癌作用。维生素C广泛存在于新鲜蔬菜和水果中，其中尤以番茄、鲜枣、柿子、山楂、酸梅、草莓、橙、柑橘、葡萄柚、木瓜、奇异果、番薯、菠菜、油菜、青椒、花椰菜等含量丰富。

7）药物治疗

维生素B_4：每次10～20mg，每日3次，口服。

茜草双酯：每次400mg，每日2次，口服。

升白新：每次200mg，每日3次，口服。

小檗胺：每次50mg，每日3次，口服。

茴香烯：每次450mg，每日3次，口服。

千金藤素：每次20mg，每日3次，口服。

利血生：每次20mg，每日3次，口服。

鲨肝醇：每次50mg，每日3次，口服。

以上药物中，以维生素B_4、利血生、鲨肝醇联合应用疗效较好。

8）验方治疗

☆ 花生衣10g，红枣10枚，水煎服，每日数次。

☆ 花生仁、薏苡仁、赤小豆、红枣各 30g，共煮，每日 1 剂，口服。

☆ 虎杖 15g，水煎服，每日 1 剂。

☆ 石韦 30g，大枣 10g，水煎服，每日 1 剂。

☆ 苦参 9g，女贞子 20g，黄芪 20g，大枣 5 枚，水煎服，每日 1 剂。

☆ 党参 15g，银柴胡、生姜各 6g，大枣 20g，水煎服，每日 1 剂，30 日为 1 个疗程。

9）促进白细胞生成药物

粒细胞集落刺激因子：每日 2～5μg/kg，皮下注射，7～10 天为 1 个疗程。

粒-巨噬细胞集落刺激因子：每日 3～10μg/kg，皮下注射，7～10 天为 1 个疗程。

10）三系血细胞减少者或病情严重者，可予大剂量静脉注射丙种球蛋白和输新鲜全血，也可应用促血小板生成因子。

11）白细胞降至 3.0×10^9/L 以下，血小板降至 50×10^9/L 以下或血红蛋白降至 100g/L 以下者，三者中任何一项降低时，均应立即停止放射治疗。

12）放疗期间，应积极防治感染。发生感染时，应用足量、广谱、强有力的抗生素治疗。

13）加强皮肤黏膜护理，防止局部感染，采取严格消毒隔离措施，室内用具、食品及口服药品均应灭菌后应用。

21. 放射性肺炎的防治

肺癌患者在接受放射治疗后，在放射野内的正常肺组织发生放射性损伤而出现炎症性反应，称为放射性肺炎，这是所有患者均有的改变。

轻症者多于放射治疗后逐渐消散吸收。重症者可发生肺纤维化，预后较差。

（1）临床表现

1）所有患者均有放射治疗的病史。

2）部分患者虽有放射性肺炎的病理改变，却没有临床症状。

3）早期常见症状为刺激性干咳，合并感染时可出现咳嗽，白色黏液或黄色脓痰。并伴有胸痛、气急、呼吸困难。

4）部分患者可出现发热，体温多在38℃左右，如合并细菌感染者，体温可达39℃以上。

5）胸壁皮肤出现萎缩、硬结、毛细血管扩张等体征。

6）两肺内可听到干、湿啰音及胸膜摩擦音。

7）病情严重者，可出现长期干咳，气急明显，活动后加剧。

8）患者极易发生呼吸道感染，且长期不易治愈，肺部病变加重。

9）并发右心衰竭时，患者缺氧、发绀、端坐呼吸、肝大、颈静脉曲张及全身水肿。

10）外周血白细胞增高，胸片显示肺炎的范围与胸廓表面照射野一致。

（2）防治

1）医生应全面了解患者病史，凡已经化疗结束的肺癌患者，慎重进行放射治疗，因为许多化学药物如多柔比星、丝裂霉素、甲氨蝶呤等对肺脏损害很大，再进行放射治疗时，二者毒性作用相叠加，更易发生放射性肺炎，且难以恢复。

2）积极防治原有慢性肺部疾病，如慢性支气管炎、肺气肿、肺结核、支气管扩张、矽肺或结缔组织疾病等，待病情稳定或炎症消退后再进行放射治疗。

3）于放射治疗前 3 个月及放射治疗后半年内，应积极防治上呼吸道感染，肺部感染，有助于预防放射性肺炎的发生。

4）放射科医生应严格掌握放射野、放射时间及放射剂量，尽量减少肺部损伤。

5）放射治疗时，应严密观察患者有无呼吸道症状及体温变化，以利早期发现、早期治疗。

6）在放射治疗期间，应定期 X 线检查，凡发现有放射性肺炎时，应立即停止放射治疗。

7）确诊为放射性肺炎者，应积极应用强有力的广谱抗生素治疗，如头孢他啶、头孢哌酮等。如并发真菌者，可应用氟康唑或两性霉素 B 等。如有病毒感染者，可用阿昔洛韦或 α-干扰素治疗。

8）大剂量糖皮质激素治疗，如地塞米松 5～15mg/日，静脉滴注；或泼尼松 30mg/日，分次口服，以后逐渐减量，全程为 3～6 周；或是胸片显示炎症吸收后再停药。

9）对症治疗，如间断吸氧，应用支气管扩张药，祛痰药、止咳药等。

10）积极防治心力衰竭，可酌情应用强心药。

22. 放射性食管炎的防治

放射性食管炎是由于肺癌患者接受放射治疗时较为常见的并发症之一。多为暂短的病理变化，经积极防治后可痊愈而不遗留后遗症。

（1）临床表现

1）当患者接受胸部尤其是纵隔野照射时，20 戈瑞后出现症状。

2）主要症状是胸骨后不适感，进而胸骨后自发疼痛，并伴有“烧灼热”。

3）患者自觉咽下痛，尤其进食馒头、米饭时，胸骨后疼痛加重。

4）严重者由于食管黏膜充血、水肿，甚至发生糜烂、出血时，进食流质饮食也出现咽下痛。

5）重症患者可出现恶心、呕吐或呕血。

（2）防治

1）医生给肺癌患者进行放射治疗时，严格掌握放射治疗剂量、放射部位及放射野，以减少对食管黏膜的损伤作用。

2）放射治疗前，患者应禁食坚硬、粗糙及有刺激性食物，以减少对食管黏膜的损伤，有助于减轻或预防食管炎的发生。

3）放射治疗期间，患者应禁止进食过甜、过酸、过咸、过热、过烫的食物，以免加重食管黏膜损伤，加重病情。

4）放射治疗期间，患者应多食易消化的软食，或富含维生素C的菜汁，有助于食管黏膜损伤的恢复。

5）进食或咽下疼痛者，可口服1%的普鲁卡因或1%新霉素10ml再进食，以消除进食时的疼痛，每日3～4次，饭前10分钟服用。

6）饮水困难者，可给予静脉补充液体、电解质，以保证身体的正常需要。

7）给予维生素B_{12}，每日100～200μg，肌内注射，有助于炎症的消退。

8）发生放射性食管炎时，应禁止进食高脂肪、巧克力、浓茶等，以免增加反酸，刺激食管黏膜而引起疼痛。

9）给予胃肠蠕动药，西沙必利，每次5～15mg，每日3～4次，口服，以改进食管蠕动功能。

10）质子泵抑制药，如奥美拉唑20mg、兰索拉唑30mg、泮托拉唑40mg，每日1次，口服，任选一种，有助于食管炎的恢复。

23. 放射治疗期间的药粥治疗

放射治疗是治疗肺癌的重要方法之一，但放射治疗在杀灭癌细胞的同时，对身体的正常组织细胞也造成程度不同的损伤，尤其是消化系统、血液系统及肺组织的损伤更为严重，此时，若能采取药粥辅助治疗，不仅有利于防治

放射治疗导致的组织损伤和并发症，还可以增强营养，提高机体防癌抗癌能力，预防肺癌的复发。肺癌患者放射治疗期间常用的药粥如下。

（1）姜汁半夏山药粥

【配　方】 生姜汁 10ml，法半夏 20g，淮山药 40g，大米 100g，精盐适量。

【制　作】 先将法半夏加清水 500ml，中火煎至 200ml，滤渣留取汤汁；淮山药和大米分别洗净；砂锅内加入清水适量煮沸，放入大米、淮山药；煮沸后改用文火熬至大米成稀粥，再倒入生姜汁和半夏汤汁，煮沸后加入食盐调味即成。

【用　法】 随意服食。

【功　效】 健脾益肾，降逆止呕。

【应　用】 适用于肺癌患者在放射治疗期间出现食欲缺乏、恶心、呕吐或放射性肺炎而刺激性干咳者。

【现代研究】 半夏中含的有效成分对咳嗽中枢有镇静作用，可解除支气管痉挛，具有镇咳祛痰作用，又可抑制呕吐中枢而具有止呕作用，所含葡萄糖醛酸衍化物可解除放射治疗的不良反应。

山药中所含的消化酶可促进淀粉和蛋白质的分解，具有良好的助消化作用，亦可增加食欲。

生姜可以抑制各种应激性刺激所致的消化道黏膜炎症反应。

（2）沙参薏米粥

【配　方】 沙参 15g，莱菔子 9g，旋覆子 9g，生薏苡仁 30g，蜂蜜适量。

【制　作】将沙参、莱菔子、旋覆子洗涤后装入纱布袋内，扎紧袋口；生薏苡仁用水淘洗干净，浸泡水中；将薏苡仁、纱布药袋放入锅中，加水适量；用大火煮沸后改为中火熬至米八成熟，去掉纱布药袋；改为中小火熬至米烂成粥，加蜂蜜调味即成。

【用　法】每日早晚各 1 次，缓缓咽下，至放射治疗结束。

【功　效】化痰开郁，降逆止呕，健脾利湿，清热消肿。

【应　用】适用于肺癌患者在放射治疗期间出现恶心、呕吐、食欲缺乏、腹痛、腹胀或免疫功能低下者。

【现代研究】沙参除可增强机体免疫功能外，还具有扩张毛细血管，改善微循环而消除炎症反应的作用。

旋覆子所含的咖啡酸及绿原酸有广谱的抑菌作用，并能增加胃液分泌，增强胃肠蠕动功能。

莱菔子具有促进胃肠蠕动，排泄肠道内容物的作用，并可抑制亚硝胺的致癌性。

薏苡仁也可以阻止癌细胞增殖、分裂和正常细胞变性，有良好的抗癌作用。

（3）菱粉橙皮粥

【配　方】老菱角 320g，橙子皮 50g，大米 100g，白糖适量。

【制　作】菱角洗涤煮熟，去壳烘干，研成细粉，装瓶备用；橙子皮用水洗净，放入锅中，加水适量煎汁；大

米用水淘洗干净，放入锅内，再加橙皮汁，用小火煮至米烂成粥时为止；再将熟菱粉、白糖用冷水调和成糊，徐徐淋入正在沸的粥中，滚开即成。

【用　法】 每日2次，每次1碗。

【功　效】 益脾健胃，利水解毒，抗癌强体。

【应　用】 适用于肺癌患者在放射治疗期间并发放射性胃肠损伤、放射性食管炎和放射性肺炎者。

【现代研究】 菱角提取液对肿瘤细胞抑制率高达60%；橙子皮含有橙子苷、挥发油、果胶、胡萝卜素等，橙子油中的苧烯具有抑制癌细胞分裂的作用。

（4）西红柿猪骨粥

【配　方】 西红柿300g，猪骨头500g，大米200g，精盐适量。

【制　作】 将猪骨头洗净，砸碎，用开水焯一下捞出；将西红柿洗净，切成小块；大米用水淘洗干净；再将猪骨头与西红柿一起放入锅内熬煮，将煮好的汤沥出；将大米放入砂锅内，加入西红柿骨头汤煮粥；先用旺火煮沸后改为文火熬至米烂汤稠，最后加入精盐少许调味即成。

【用　法】 每日2次，早晚各服1次。

【功　效】 补脾养胃，防癌抗癌，补血强身。

【应　用】 适用于肺癌患者在放射治疗期间发生的放射性肺炎和骨髓受抑制者。

【现代研究】 西红柿可分离出苹果酸、柠檬酸、腺嘌呤、胆碱和番茄碱等。西红柿的主要作用：

①抗真菌作用。西红柿能抑制植物或人体的有致病力

的真菌。

②抑制癌细胞作用。西红柿中的谷胱苷肽有重要的抗癌作用。

③阻断致癌物质的合成。西红柿中的维生素 C 可以阻断亚硝胺在体内形成。且西红柿中的维生素 C 不被烹调所破坏，又能增加胃酸度，调整胃肠功能。

④西红柿中所含的番茄红素，具有抗氧化作用，可预防前列腺癌、肺癌及胃癌。

（5）二门冬粥

【配　方】 天门冬 20g，麦门冬 20g，粳米 100g，冰糖适量，水适量。

【制　法】 将天门冬、麦门冬洗净，切成斜条；砂锅置于火上，加水适量，放入天门冬条、麦门冬条，用文火煎取浓汁，去渣；再将药汁和粳米一同置于锅内，用旺火煮沸后改为文火熬至米烂成粥；最后加入冰糖少许再煮沸即成。

【用　法】 每日 2 次，每次 1～2 碗。

【功　效】 滋阴润肺，生津止咳。

【应　用】 适用于肺癌患者在放射治疗期间出现骨髓抑制而白细胞减少或出现放射性肺炎者。

【现代研究】 天门冬所含多种成分中具有抗菌抗肿瘤作用，并有镇咳祛痰作用。

麦门冬所含多种成分中具有增强机体免疫功能作用，提高外周血白细胞，增强机体内分泌功能，增强机体对放射治疗的耐受力，减少或预防不良反应。

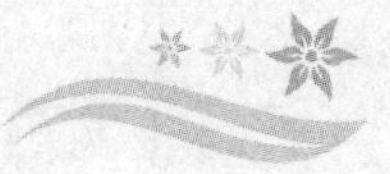

（6）牛奶梨片粥

【配　方】 粳米 150g，牛奶 200g，鸡蛋黄 3 只，柠檬汁 5g，刺梨 2 个（约 200g），白糖 50g。

【制　作】 粳米用水淘洗干净；刺梨削皮，去核，切成厚片，加适量白糖蒸 15 分钟，淋上柠檬汁，拌匀后离火；牛奶加水适量煮沸，加入粳米；烧沸后改小火焖煮成浓稠粥，调入打匀的鸡蛋黄拌和后离火；粥盛入碗内，其面上铺以数块梨片，浇上一匙梨汁即成。

【用　法】 随意服食。

【功　效】 养血补钙，润燥养胃，生津抗癌。

【应　用】 适用于肺癌患者在放射治疗期间发生放射性肺炎、放射性食管炎者。

【现代研究】 日本科学家从牛奶中提取大量生物活性物质具有抗癌作用，我国科学家也从牛奶中提取出抗癌成分。长期喝牛奶对多种癌症有预防作用。

刺梨含有 50 多种成分，维生素就包括维生素 A、维生素 B_1、维生素 B_2、维生素 C、维生素 E、维生素 P，特别是维生素 C，每 100g 果肉中含 2 500mg，为水果之冠。

刺梨中含大量维生素 C 及 E 是天然的抗氧化剂，刺梨中还含有微量元素硒和锌，亦有防癌抗癌作用。

十、肺癌康复

1. 肺癌患者的康复治疗

康复治疗，又称第二治疗，即肺癌患者健康的恢复。

康复治疗包括患者身体上的康复、心理上的康复及重新开始社会工作的职业康复等。

（1） 康复治疗的临床意义

1） 任何一个组织或器官的疾病，既是局部的，也是全身的。而人体是一个完整的机体，任何一个局部都是机体的一个重要的又不可缺少的组成部分。就肺癌而言，不仅危害肺功能，也必然危害全身各系统的功能状态，即使肺癌消失了，受损的机体仍然需要继续康复治疗。

2） 肺癌的治疗，无论是手术切除还是放射治疗抑或化学药物治疗、中药治疗、靶向治疗等，都有一定的毒性作用、不良反应、并发症及其他负面影响，不仅肺的生理功能降低，还使机体的完整性受到不同程度的破坏，机体免疫功能下降，骨髓造血功能受到抑制，胃肠功能紊乱等，都需要时间进行康复与治疗。

3） 肺癌肿瘤即使手术已切除，或经化疗、放疗使其缩小或已被控制其生长，但很难想象，体内的癌细胞能完全、彻底、干净的“一网打尽”，事实上，体内的癌细胞仍然存

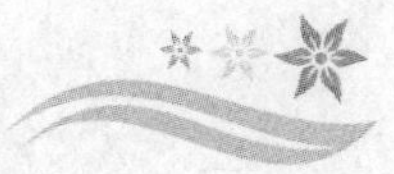

在，仍然需要抗癌防癌治疗。

4）肺癌肿瘤已被切除或已被控制生长，然而，肺癌细胞生长的人体内环境并未改变，很可能还会有新的癌细胞生长、发展、扩散或转移，因此改变机体的内环境，才有可能防止癌症的复发。

5）肺癌落在谁的身上，都是一种致命的打击，一时不知所措，肺癌给患者造成的心理创伤是一种永恒的痛，可以导致中枢神经系统功能失调或失常。有的患者往往不是死于癌症本身，而是死于机体的功能紊乱，活下来的人需要有多么大的勇气战胜自我，而心理创伤的治疗又谈何容易，这是生命的转折，“心”病需要心灵处方治疗。

肺癌患者康复治疗的目的是，提高生存率，延长生存期，提高生活质量，以达到治愈。

（2）康复治疗期间应有的心态

1）重新建立稳定的思想情绪和乐观精神，应尽快消除肺癌和各种治疗所致的心理障碍和精神压力。

2）重新建立健康的生活方式，如远离烟、酒及有毒有害物质，养成喝绿茶的习惯。

3）重新养成良好的饮食习惯，如多进食新鲜蔬菜和水果，少食含油脂多的食物及油炸食物。

4）重新制定饮食结构，如少食熏肉、熏鸡、咸肉、咸鱼、腌酸菜、腌咸菜，控制肉类食品，适当控制体重，可预防癌症复发。

5）重新参与有益的社交、娱乐活动，如讲笑话、玩游戏、交朋友等。

6）坚持适度的体力活动和功能锻炼，如散步、打球、骑自行车和养生功锻炼等。

7）坚持生活起居远离污染、喧闹的环境，如少去人多的公共场所——商店、影剧院等。

8）坚持过健康生活，如有适当的性生活，还具有辅助治疗作用。

9）不断提高思想修养和心理素质，对肺癌应有长期的抗争精神，不要成天生活在“死亡”的阴影下。

10）生活要有目标，生命要有自信，将自己的精力都集中到工作、家庭、个人兴趣和爱好上。

在整个康复治疗过程中，患者所用的方法和手段，应该是全方位的、综合的又是持久的，有时还要配合辅助治疗或支持治疗。

2. 肺癌患者康复期的心态

肺癌患者康复期的心态是由患者对肺癌的认识所决定的。由于文化背景、种族、社会地位、经济基础、价值观念和所受教育等因素的不同，致使患者对肺癌所持的态度也不尽相同。

肺癌患者康复期的心态，大致有如下几种表现。

(1）恐惧感：这是所有肿瘤患者最常见、最突出的心态。

1）我是属于什么期的肺癌，是早期、中期还是晚期？

2）我的肺癌有没有转移或扩散？

3）我的肺癌手术是否彻底切除了？

4）我的肺癌放射治疗或化学药物治疗能彻底治愈吗？

5）我的肺癌何时会复发或转移？我还能活多久？

（2）失落感：患了肺癌之后，低人一等，生命已没有价值，不仅不能为儿女、配偶和家庭尽力，还花了很多钱，给家庭带来经济负担，因此，有愧于家庭。

对外不愿接触人，怕人看不起、怕人背后说三道四，因此在家闭门休养。

于是，产生厌世悲观情绪。

（3）担心复发或转移：患者在康复期最为担心的是肺癌的复发或转移，甚至连做梦都是肺癌转移的事情，晚上躺在床上到处摸，有无肿大的肿块，甚至蚊子叮咬后红肿就会吓出一身冷汗，认为转移了。

（4）大补特补：肺癌患者于康复期，到处打听、咨询、查阅有关知识，甚至道听途说或乱投医，相信偏方、验方或迷信，又常常上当受骗。

尤其大补特补，什么乌鸡汤、乌龟汤、蛇血、生鸡血、野味、海鲜等应有尽有，吃得全身流油，又白又胖，反倒容易促进肺癌的转移和复发。

（5）沉着冷静：肺癌患者经历了医护人员的正确指导，对肺癌有了新的认识。

再经过多次心理波动之后，会渐渐趋于心态平衡，尤其经过亲人、同事、朋友、病友的“话疗”，自己对与肺癌作斗争的信心和决心不断加强，能有意识地进行自我心理调整。

肺癌的整个治疗和康复过程是一个系统工程，只有保持平稳的心态，对康复才有着重要意义，只有心理康复才能激发机体生理上的康复。

3. 肺癌患者心理康复法

肺癌患者和其他癌症患者一样，在康复期应该称是“一个结束的开始”。因为肺癌像糖尿病、肥胖病、冠心病等一样，也是一种生活方式病，而且，大部分肺癌患者可以通过第一治疗之后，再由康复治疗逐渐康复。

我们称肺癌是一种生活方式病，经过手术、放疗、化疗及其他综合治疗，就“结束”了过去的生活方式，例如结束了过去的烟酒嗜好；结束了过去的饮食习惯；结束了过去的饮食结构；结束了过去的缺乏运动；结束了过去的不良情绪；结束了过去的病态心境等。

可以说结束了旧的人生时代，开启了新的人生时代。

但这后半个人生时代与健康、与生命有密切关系的就是人的意志。

心理学家认为，意志就是自觉地确定一个目标，亦根据这个目标来支配和调节自己的行为，克服一切困难（包括身心的痛苦）进而实现这个目标的心理状态，谓之意志。

现代医学认为，意志产生作用是在健康的心理和理智基础上的，是通过复杂的心理和生理作用来体现其价值。

每个人的机体内部都有一种超乎寻常的潜能，而这种潜能一旦被迸发出来，它将使人得到意想不到的收获，甚至出现奇迹，而意志就足可激发这种潜能。

意志，是战胜癌症的先决条件之一，是激发拼搏精神的动力。

意志坚强的心态是开朗、乐观、明智、冷静、沉着，是癌细胞的“杀灭剂”；意志薄弱的心态是抑郁、忧愁，悲观、焦虑、忙乱、好发脾气、缺乏理智，是癌细胞的“激活剂”。

由此可见，在与癌症的斗争过程中，心理因素是至关重要的，能不能发挥应有的积极作用，要看患者本人对生活的态度，即其求生的意志和乐观情绪。

不管病情如何变化，从不气馁和颓丧，不向癌症低头，进行自己力所能及的康复治疗，并积极配合医生治疗，仍然会顽强地生活着。

4. 肺癌患者饮食康复法

现代人谈癌色变，不论什么食物只要宣称有抗癌、防癌功效，就会卖个高价，就会有人来买，就会一路畅销。

癌症是一种原因复杂的慢性疾病，就肺癌而论，不仅临床上分好多期，组织细胞学上又分很多型，光凭某一种单一成分的药物很难治愈全部肺癌患者。

其实，正确的饮食才是防癌抗癌的最好方法——多元化饮食可以达到“地毯式”防癌效果。

（1）十字花科蔬菜，如高丽菜、大白菜、芥菜、油菜等中的“吲哚类成分”就是重要的防癌抗癌成分。

（2）葱属蔬菜，如洋葱、大蒜、大葱、韭菜等，其中所含的大蒜素及一些硫化物，不仅可降低癌症的发病率，还是一种很好的抗氧化物。

（3）豆类食物，如黄豆、豆腐、豆浆及其他豆类，含有黄豆异黄酮、非淀粉多糖、膳食纤维等，均有抑制癌症的作用，它不仅能抑制雌激素促发的乳腺癌，还可抑制与激素不相关的其他癌症。

（4）胡萝卜、番茄、木瓜、青花菜等，含有胡萝卜素、番茄红素，都是很好的抗氧化剂，也有抗癌、防癌作用。

（5）菇蕈类等所含的核苷酸、多糖体等，可以提高人体免疫功能，以达到抗癌，防癌作用。

随着植物性化合物的不断发现，已经证明“天生我材必有用”的新观念，也就是说，天然食物都有其自身价值，应当广泛摄取，不可偏食。

这种“大兵团作战”的观念，重点是每天应多元化摄取不同种类的食物，每天至少达到 20 种以上，以便达到“地毯式”的防癌、抗癌效果。

日本学者曾建议，每天要吃 30 种以上的不同食物，这确有一定难度，但吃 20 种以上还是可行的。也没有必要天天斤斤计较要吃多少量。只要每天坚持吃上 5 份（500g）蔬菜和水果也就足够。

例如，每天一块豆腐（或半盒盒装豆腐、两片豆干、500ml 豆浆），就可以起到防癌作用，每天吃 2～3 瓣大蒜，也有防癌作用。

换言之，肺癌患者在康复期，只要按照日常均衡膳食的建议量，不偏食、不挑食、不拒食、不废食，几乎都能达到需要的分量。

多元化摄取不同种食物，还可以达到营养互补，风险分散的作用。

其实大力推荐植物性食品，并不是完全否定肉类食品的作用，因为“食物本无罪”，所有食物都有它的价值，只是需要掌握正确的饮食方法。肉类不是坏东西，只要适当限量，而吃素食时，如果太油、太甜、太咸或加工过度也无助防癌抗癌。

肺癌患者于康复期，应吃新鲜、健康而均衡的天然食物。避免任何含有致癌物质、农药、抗生素、生长激素及各种化学合成食品。现代化的精制食品、精白米、精白面也应限制，而代之以五谷杂粮为宜。

烹调方式应以清淡为宜，避免高温烧烤和油炸及过多的调味品。

5. 肺癌患者体疗康复法

肺癌的治疗方法，主要有外科手术疗法、放射治疗法及化学药物治疗法，以及这三种方法的联合应用。

肺癌不仅使正常肺组织受到破坏，还导致肺功能降低。无论采用何种方法治疗肺癌，在切除肺癌肿瘤或使其缩小或抑制其发展的同时，对正常的肺组织也会造成损伤，导致肺泡减少，肺功能下降，并影响心脏及其他各系统的功能状态。

因此，肺癌患者在康复期恢复肺功能具有重要意义。而体育疗法是一种简单易行、安全有效的方法之一。可采用呼吸运动疗法。

（1）腹式呼吸运动

1）可采用卧位、立位，或步行时操作均可。

2）先呼气后吸气。

3）呼气时要轻轻收腹，肺气经口呼出，口唇收缩呈吹笛状，使气体从口唇小缝中缓缓吹出。

4）经鼻吸气，吸气时腹部膨出，吸气到八九成时，停止吸气约 5 秒钟，同时耸肩，锁骨抬起，使气体进入肺尖部。

5）呼气时同时松肩，开始放松胸、腹部，稍停后再进行下一次呼吸。

6）每日进行 2 次，每次 3～5 分钟。

（2）临床意义

1）正常成年男性肺活量平均 3 500ml，女性 2 500ml，但平时每次只呼吸 300～500ml。这些气体交换只集中在两肺上部，而中下部的大量肺泡因长期被闲置而逐渐萎缩、退化。若经常进行腹式呼吸可以使上、中、下肺泡进行全呼吸，不仅代偿被切除或被损伤的肺组织，还可疏通肺泡微循环和气管纤毛运动，增强肺泡免疫功能，防止癌细胞或细菌的侵入。

2）腹式呼吸可以最大限度地发挥肺泡组织的作用，进行充分的气体交换，有利于改善机体供氧状态。

3）腹式呼吸运动，可以使胸腔容积扩大，使心脏充分舒张，回心血量增加，提高动脉血氧浓度，有利于全身各系统的功能改善。

4）腹式呼吸运动，可以带动膈肌、腹肌的运动及腹腔

内压的变化，使腹腔各器官得到自然按摩，提高其生理功能。

5）腹式呼吸运动可以增强胃肠蠕动功能，促进胃排空及小肠的吸收功能。

6）腹式呼吸运动可增强大肠的蠕动功能，有利于促进肠道内废物及肠道内毒素的排出，对预防肺癌复发和转移有重要意义。

6. 肺癌患者运动康复法

肺癌患者经过手术治疗、放射治疗、化学药物等治疗后，一般身体都较虚弱，尤其年龄较大者，更为力不从心，在康复期最常见的症状是心悸、气短、体力不支。除加强营养外，坚持适当的体育运动至关重要。

“生命在于运动”，这是生命科学的基本规律。在肺癌康复期，坚持体育锻炼不仅可以增强体质，恢复心肺功能，还有助于防止肺癌复发和转移。

肺癌患者于康复期可做踏步运动，这是一种简便、安全的运动方法。踏步运动是以踏步、甩手、扭腰、转颈，动静结合的一种功法，是在踏步的基础上加上呼吸和向前往后的行步动作。

（1）踏步运动的运动要点

1）左脚先起步，脚跟先着地，然后过渡到脚尖，接着右脚起步，脚跟也先着地，再过渡到脚尖。

2）双脚有节奏地踏步。

3）手的摆动位置在丹田和两胯前，摆动的速度随两脚踏步的速度同步。

4）髋部、颈部和腰部应随四肢运动而尽量扭动。

5）动作要自然柔和，全身各部位充分放松，四肢任其活动，步伐要轻盈，轻松自然，悠然自得。

6）微闭双眼，鼻吸气口呼气，徐徐出入。

7）吸气时4～6步，呼气时3～5步。

8）倒行踏步功时，右脚尖先着地，然后过渡到脚跟。

9）接着左脚起步，方式同右脚，双脚有节奏地踏步。

10）手的摆动位置及姿势同上，意守双脚跟部，呼吸方式同上。髋、颈、腰扭动以左脚先起步自左向右扭动，右脚先起步时自右向左扭动。

前行踏步功与倒行踏步功在每轮中可自行调节，并根据自身需要选择踏功的重点。

（2）康复期运动的临床意义

1）可以增加机体的吸氧量，人体在运动时吸氧量增加，呼吸频率加深、加快，可以有效地进行气体交换，从而增强肺功能。

2）康复期进行运动，可以消耗体内多余的脂肪，防止体重增加有助于预防肺癌的复发和转移。

3）康复期进行运动，可以增强机体和肺脏的免疫功能，有助于杀灭体内残留的癌细胞或新生的癌细胞。

4）康复期运动，可以调节情绪给运动者带来身心愉快和欢畅，消除压抑、恐惧、紧张状态，对防治癌症复发大有裨益。

5）康复期运动，可以通利大便，减少致癌物质在体内

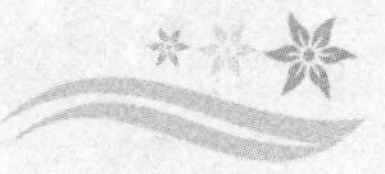

的滞留，降低体内的致癌因素，也有利于防止肺癌复发。

7. 肺癌患者生活起居康复法

肺癌患者凡经历了外科手术治疗、放射治疗和化学药物治疗等长达数月的消耗战，身心已十分疲惫，往往出现沉重的压抑感，精神萎靡不振，甚者沮丧、悲怆、忧愁，以致卧床不起。有的肺癌患者第一治疗很成功，却死于康复期，因此，日常生活起居对防治肺癌复发和转移也具有重要意义。应重视以下几方面：

（1）康复期患者生活要有规律：即按时起床，按时用餐，按时服药或打针，按时运动，按时睡眠，有利于机体恢复正常功能和内环境的稳定。

（2）康复期患者要加强清洁卫生：坚持每日刷牙 2～3 次，饭后漱口。早晚洗脸，睡前洗脚，便后清洗会阴部，勤剪指甲，勤理发，勤换衣服，勤修饰。因为这是对自身价值的肯定和体现，生活更充实，生命更可贵。

（3）养成喝茶的习惯：每天保持饮 4 杯以上的淡绿茶，可以有效地预防肺癌复发和转移。

（4）坚持户外活动：每天在室外散步半小时至 1 小时，避免久坐、久立、久行、久卧。如能坚持 3 个月以上，心肺功能将有明显改善。

（5）尽量少到人多、拥挤及车多嘈杂的地方去。即使去商店、超市，逗留的时间不宜超过 1 小时，因为这些地方空气污染严重，不利于身体康复。

（6）注意环境：要为患者建立一个舒适、清静、卫生、

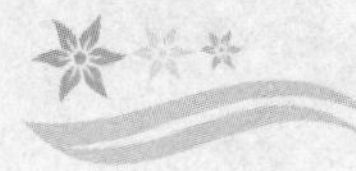

安全，又便于生活起居和锻炼的环境，保护室内清洁卫生，空气清新流通，温度与湿度适宜，采光良好，装饰色调柔和，周围环境宁静而有生机。

（7）患者应掌握一些医学基础常识和技术：如测体温、脉搏、血压、呼吸等，并应了解常用药物的不良反应及防治措施。

（8）正确对待性生活：肺癌患者于康复期正常的性欲要求，是自身生理功能恢复的一种表现，不可强行抑制。和谐的夫妻性生活可以给患者增添生活乐趣，有助于战胜疾病。

（9）注意保暖：康复期患者体质多虚弱，应严防受凉、感冒，特别要注意换季时天气的变化及衣着的增减，在康复期应以保暖为宜。

（10）放松心态：肺癌患者在康复期要学会放松和淡忘，如可以打盹、想象、按摩，深呼吸、唱歌、静坐等。同时把淡忘作为一种心理保护机制，每淡忘一件事情，就减轻了一分心理负荷，淡忘昔日人际交往的不快，淡忘昨天的不顺，淡忘过去的坎坷和不幸，就会开心、惬意、欢乐和健康。

8. 肺癌患者音乐康复法

音乐疗法是一门很古老的医疗科目，日常生活中经常可见其应用，例如，小宝宝哭闹不安，妈妈为了安抚而哼的童谣，或拜神祭祀时的敲锣打鼓等，均可视为音乐疗法的实例。就因为音乐疗法有疗效，至今，全球有百所大学

设立了相关学系培养从事音乐治疗人才。

音乐治病有物理、生物、心理等多方面的作用。音乐治病与患者的文化背景关系密切，唯有选用患者熟悉且喜欢的曲目，才能彰显其治疗作用，否则，再好的音乐，对患者而言，不过是噪声罢了。

对肺癌患者而言，在康复期运用适当的音乐来调节自己的情绪，对于战胜病魔具有重大意义。

当听到一曲优美、动听、欢快的乐曲，特别是与自己的心情完全合拍的音乐时，人们就会感到有一种神奇的功效，不仅身躯的疼痛减轻或消失了，心中的隐痛也会随之消失，进入心境平和、愉快和欢乐之中。

对肺癌患者，尤其对于一位已经切除肺叶的患者而言，不仅仅可以听音乐，还可以随乐曲自我哼唱、随唱、伴唱以至到独唱。

这是因为肺叶切除后，胸腔内便会出现一块空缺，这不仅减少了呼吸面积，还遗留后患和死区。而唱歌将会增加肺活量，使萎缩、退化的肺泡重新膨起、恢复气体交换功能，这是任何疗法、任何药物所不能达到的目的。

非洲一位男高音歌唱演员泽恩是一个肺癌患者，他于41岁时患左肺肺癌，手术切除一个肺叶，术后不久即出现呼吸困难、胸廓凹陷，甚至说话都要断断续续。医生告诉他说，你的呼吸面积不足，只有慢慢适应，或者你天天唱歌再造一个肺叶。

于是，他白天到森林里，面对数以万计的小树，学习唱歌，晚上常常放声歌唱。3年后，他不但还活着，而且

成了歌唱家，他还奇迹般地又“长”出一个肺叶，并活跃在歌坛上已经15年，成了世界上知名的歌唱家之一。

他深有感触地说，“肺癌夺走了我的一叶肺，歌唱又重新塑造一个健康的肺叶。”

9. 肺癌患者食疗康复法

肺癌患者于康复期做好饮食卫生，科学进餐，均衡饮食，对巩固第一治疗，防止肺癌复发和转移具有重要意义。可以参考以下食疗处方。

（1）康复期体质虚弱者的食疗方

1）黄芪鸡

【配　方】 母鸡1只（约1 500g），黄芪30g，生姜20g，葱20g，味精1g，花椒粒、精盐各适量。

【制　法】 母鸡宰杀后，煺净毛，开膛，取出内脏，洗净，浸泡在清水中，漂去血污；黄芪洗净，切片；姜切片，葱切段备用；将鸡放入大砂锅内，加水淹没；投入黄芪片，加盖后煮沸片刻；加精盐、姜片、葱段、味精、花椒粒；用文火煨烂，拣出黄芪片、姜片即成。

【用　法】 佐餐食用，早晚各1次。

【功　效】 补中益气，御寒暖胃。

【应　用】 适用于肺癌患者于康复期体质虚弱、抵抗力低下、易感冒者。

【现代研究】 黄芪含有多种氨基酸、叶酸、黄芪多糖等多种成分。黄芪具有以下作用：抗菌，利尿，抗衰老，保护肝脏，增强机体免疫功能，降压，消除尿蛋白及抗肿瘤作用等。

黄芪提取液具有恢复癌症患者淋巴细胞的免疫功能，且还有恢复化学药物所造成的免疫抑制现象。

2）西洋参鸡汤

【配　方】 西洋参 5g，玉竹 40g，枸杞子 20g，山药 20g，桂圆肉 20g，整鸡 1 只，清水适量。

【制　法】 西洋参、玉竹、枸杞子、山药、桂圆肉五味配料一同装入纱布袋中，用线扎紧袋口；药袋与鸡一同置于砂锅内，加清水适量；先用旺火煮沸后改为文火煮 2～3 小时；捞出布袋即成。

【用　法】 每天 1 次，每次 1 小碗，吃肉喝汤。

【功　效】 滋补提神，健脾益气，防癌强身。

【应　用】 适用于肺癌患者康复期心悸、气短、体质虚弱、营养不良者。

【现代研究】 国产西洋参的根茎含有 12 种以上的皂苷及淀粉、糖、氨基酸、无机元素等。它具有以下作用：镇静、抗缺氧、抗疲劳、抗应激，抗心律失常、抗心肌缺血、抗心肌氧化，增强心肌收缩力，还具有止血作用，抗利尿作用，抗肿瘤作用等。西洋参提取液具有抗肿瘤作用的乙炔衍生物，并可抑制放疗不良反应。

枸杞子含有胡萝卜素、维生素 B_1、维生素 B_2、烟酸、维生素 C、亚油酸、微量元素锗等，具有抗肿瘤、促进免疫作用。

玉竹具有强心、升压，改善心肌缺血的作用。

山药具有促进消化吸收的作用。

（2）肺癌患者康复期咳嗽、气喘食疗方

1）杏仁茶

【配　方】粳米300g，杏仁200g，白糖1 000g，鲜牛（羊）奶100ml。

【制　作】粳米淘洗干净，加清水1 000ml浸透；杏仁用热水浸泡后去外衣，投入米中搅和后带水磨成米浆；锅内放入清水适量，加白糖烧沸，倒入米浆，边倒边用匙搅动，至形成薄浆状；再加鲜牛（羊）奶拌匀，再煮沸即成。口味清甜、细腻爽口。

【用　法】早晚各1次。

【功　效】润肺止咳，清香散气。

【应　用】适用于肺癌患者康复期出现咳嗽、气短、咳痰、胸闷、呼吸不畅者。

【现代研究】杏仁含有杏仁苷、杏仁油、蛋白质、氨基酸。杏仁有以下作用：镇咳平喘作用，服用小量杏仁在体内慢慢分解，逐渐产生微量的氢氰酸，不致引起中毒；杀虫、抑菌作用，但过量服用可能中毒，成人服55枚可能致死。

鲜牛（羊）奶，除补充蛋白质、多种维生素及大量钙质外，还有抗癌作用，英国《柳叶刀》医学杂志建议成年人每天喝一些脱脂牛奶，有预防大肠癌和其他癌症复发的作用。

2）冬虫夏草煮全鸭

【配　方】鸭1只，冬虫夏草50g，姜10g，葱10g，味精1g，精盐适量。

【制　作】活鸭宰杀后，去毛及内脏，洗净；姜切片；葱切段；将鸭放入锅内，加入清水适量，再加调料煮至半熟，最后加入冬虫夏草，继续煮至烂熟。

【用　法】食鸭喝汤，每日1次

【功　效】滋补肺肾，补充营养，抗癌防癌。

【应　用】适用于肺癌患者于康复期出现口渴咽干、干咳、气短、体质虚弱者。

【现代研究】冬虫夏草含有脂肪、粗蛋白、粗纤维、碳水化合物、虫草酸、冬虫夏草素。具有抗菌作用及抑菌作用，有明显的扩张支气管平滑肌而有平喘作用，有明显的改善肾功能状态和提高细胞免疫功能作用，有抗心律失常，抗心肌缺血、缺氧作用，有抗癌防癌作用，对实验性肉瘤、肺癌、乳腺癌均有抑制作用，有增强化学药物的抗癌作用等。

(3) 肺癌患者康复期贫血的食疗方

1) 猪血肠

【配　方】生猪血5kg，猪大肠1.5kg，精盐150g，花椒粉30g，胡椒粉10g，香茶末100g，味精25g，肉汤适量。

【制　作】生猪血过细筛滤去杂质后放入盒内；肉汤烧热，加入味精、花椒粉、胡椒粉搅匀致凉；将肉汤过筛滤入猪血中；加入香菜末搅匀，灌入已经清洗干净的肠皮内，用线绳捆结；放入清水锅内烧沸后，改用微火煮约15分钟取出；用清水泡凉切片食用或烩食用均可。具有鲜嫩醇香的口感。

【用　法】 佐以食用。

【功　效】 除秽解毒，补血补铁、抗癌防癌。

【应　用】 适用于肺癌患者康复期出现贫血、体质虚弱、营养不良者。

【现代研究】 猪血含有蛋白质、脂肪、碳水化合物、钙、磷、铁及活性物质原卟啉类化合物，对呼吸系统、消化系统、泌尿系统及皮肤等部位肿瘤均有防治作用。

猪血中的微量元素钴可促进新陈代谢和造血功能，并参与人体内合成维生素 B_{12}，抑制肿瘤细胞生长。

猪血可补充蛋白，改善饮食，纠正营养不足。

猪血是癌症患者康复期不可多得的营养，抗癌防癌补品。

2）红枣炖肘

【配　方】 猪肘 1 000g，红枣 100g，冰糖 150g，清水 1 500g，酱油 25g，姜 3g，精盐、味精、料酒各适量。

【制　法】 猪肘刮洗干净，在沸水中氽一下，捞出；取冰糖 30 克，烧成深黄色糖汁；在砂锅中放入肘子，清汤，烧沸，再加入冰糖汁、冰糖，红枣、酱油、葱、姜及料酒和精盐，小火慢煨 2～3 小时；待肘至熟烂，加入味精即可。色泽红亮，酥烂味美。

【用　法】 佐以食用。

【功　效】 补脾益胃，滋阴养血。

【应　用】 适用于肺癌患者康复期出现贫血、免疫力低下及体质虚弱者。

【现代研究】 枣肉含有蛋白质、脂肪、糖、淀粉、氨

基酸、维生素 A、维生素 B_2、维生素 C 及维生素 P、铁、钙、钾、磷、苹果酸、酒石酸、果胶、生物碱、黏液质、皂苷、黄酮类、粗纤维等。

红枣最大的特点是维生素含量极高，每 100g 新枣含维生素 C 380～600mg，比苹果、桃子等高 100 倍；所含维生素 P，比公认含维生素 P 很多的柠檬还高 10 倍以上。每 100g 新枣含蛋白质 120mg。

临床观察表明，肺癌患者经常食用大枣可以抑制或减轻因手术、放疗、化疗引起的头晕、乏力、发热、出血等不良反应及并发症，还可提高机体免疫力，增强体质，防止肺癌的复发和转移。

3）双参三鲜

【配　方】 水发海参 100g，人参片 5g，水发香菇 50g，冬笋 50g，鸡胸肉 300g，黄酒、精盐、蛋清、味精等各适量。

【制　作】 将人参洗净，加水 40g，隔水蒸 20 分钟；鸡胸肉切成长条；海参、香菇、冬笋切长条备用；在鸡肉条里加少许黄酒、精盐、1 枚蛋（取清）、10g 淀粉调匀；将油烧至三成熟时放入鸡肉条，变白后即出锅；海参条、香菇条和冬笋条一同放入锅内滑炒片刻，出锅；在炒锅里放鲜汤 100g，黄酒 15g，少许精盐和味精；将炒过的全部原料都放入锅内，并倒入人参汁，翻炒一下，盖上锅盖煮开即可。

【用　法】 佐餐食用。

【功　效】 补气生血，抗癌防癌。

【应　用】 适用于肺癌患者康复期出现贫血者或体质虚弱、抵抗力下降者。

【现代研究】 海参含海参苷、酸性黏多糖、海参毒素、黏蛋白、糖蛋白、脂肪、钙、磷、铁及碘等。

海参中的酸性黏多糖具有抗肿瘤作用，实验表明酸性黏多糖不仅可使肺癌肿瘤体积缩小，还可抑制肺癌转移。

酸性黏多糖可促进和恢复癌症患者的免疫功能，促进骨髓造血，防止贫血和白细胞减少。

人参主要含有人参皂苷Ⅰ～Ⅵ等，对人体神经系统、循环系统、内分泌系统等，均有良好的影响。值得一提的是人参皂苷有抗癌防癌作用。美国科学家给一组患唇癌的半数患者，每日服一定量的人参，另一半患者不服人参，然后两组人群均进行放射治疗。结果表明：服人参组患者无一例复发和扩散，而未服人参组患者既有复发也有扩散和死亡。

（4）肺癌患者康复期便秘的食疗方

1）海带排骨汤

【配　方】 水发海带250g，猪排骨500g，植物油、黄酒、精盐各适量。

【制　作】 将海带入清水浸泡，洗淡咸味，切成粗丝；排骨洗净，剁成小块；起油锅放入植物油烧热后，放入排骨炒片刻，加黄酒和少许清水翻炒至出香味；再将排骨与海带一起倒入砂锅内，加水浸没；用小火煨至熟，加精盐、黄酒各少许，再煨至海带、排骨酥软即可食用。

【用　法】 每周2～3次，佐餐食用。

【功　效】 清热通便，防癌健身。

【应　用】 适用于肺癌患者康复期出现便秘，腹胀、食欲缺乏者。

【现代研究】 海带含有藻胶酸、昆布素、甘露醇、钾、碘、钙、钴、氟、胡萝卜素、维生素 B_2、维生素 C 及多种氨基酸。海带可通过改变肠道菌群活性而改变肠道内的生态学，可有选择性减少或杀灭能产生致癌物质的肠道内细菌。并有杀灭癌细胞和抑制肿瘤生长的作用。

2）核桃鸭子

【配　方】 活鸭 1 只，鸡肉 100g，核桃仁 20g，荸荠 150g，蛋清 1 个，葱、生姜、精盐、味精、油菜末、黄酒、玉米粉、植物油各适量。

【制　作】 从鸭背上开膛、除去内脏，洗净，放入沸水中汆一下取出，放入盆内；从鸭背加入葱，生姜、黄酒、精盐各少许；上笼用大火蒸烂，取出晾凉，折去骨，一切两半，去皮；将鸡肉斩成泥，蛋清、玉米粉、味精、黄酒、精盐调成糊，再将核桃仁、荸荠剁碎，加入蛋清糊内，调匀后抹在鸭子内膛上；锅烧热，放油烧至六成热时，放鸭子炸酥，捞出沥去油，切成长条装盘即成。

【用　法】 每周进食 2～3 次。

【功　效】 强肾补脑，抗癌通便。

【应　用】 适用于肺癌患者康复期食欲缺乏、便秘者。

【现代研究】 核桃营养十分丰富，每 100g 核桃仁含脂肪 63g，蛋白质 15.4g，碳水化合物 10.7g，还含有钙、磷、铁、锌、锰、铬、胡萝卜素、维生素 E、维生素 B_1、

维生素 B_2、烟酸、纤维素和多种氨基酸。

据营养学家分析，吃 1 000g 核桃，等于饮用 9 500g 牛奶，或吃 5 000g 鸡蛋，或 4 000g 牛肉的营养。

核桃所含的萘醌及多糖物质有抑制癌细胞分裂的作用。且核桃又具有改善癌症患者临床症状，如明显减轻疼痛，增进食欲等。

用核桃提取液治疗甲状腺癌、乳腺癌、胰腺癌、胃癌、肺癌、卵巢癌及鼻咽癌，均有不同程度的疗效。

3）酸牛奶

【配　方】 鲜牛奶 250ml，蔗糖 30g。

【制　作】 将鲜牛奶中加入蔗糖，充分煮沸后放冷至 30℃～40℃；再将酸牛奶发酵剂 1～1.5 匙加入冷牛奶中，搅拌均匀；用洁净纸封上瓶口，放在室内比较温暖的地方进行发酵；待牛奶完全凝固或有少量水析出时，发酵便结束；再将发酵好的酸牛奶放在 1℃～6℃ 冰箱里进行再发酵，待 8～12 小时后，便可取出饮用。

【用　法】 随时饮用。

【功　效】 健胃补脾，润肠通便，补充营养，防癌抗癌。

【应　用】 适用于肺癌患者康复期出现营养不良、便秘、食欲缺乏者。但空腹不宜饮酸牛奶。

【现代研究】

①酸牛奶在营养成分上比普通牛奶更丰富，而且其蛋白质变得更易消化，特别有利于康复期患者。

②酸牛奶中的乳酸可刺激胃肠壁蠕动，促进胃液分泌，

增强胃的消化功能。乳酸可与钙、磷、铁元素结合生成乳酸盐，可提高吸收率。

③酸牛奶中的乳酸杆菌可产生有机酸，可有效地抑制肠内的多种致病菌的繁殖，提高人体对疾病的抵抗力。乳酸杆菌在肠道中还可吸收胆固醇，从而降低血中胆固醇含量，有利于预防心脑血管疾病。

④酸牛奶中的游离氨基酸的含量是鲜牛奶的4倍，可增强消化系统的消化、吸收和利用，从而可以治疗便秘和腹泻等病症。

⑤酸牛奶可防止腐败菌分解蛋白质所产生的毒物堆积，从而具有预防癌症和抑制癌细胞生长作用。